U0879120

应对新型冠状病毒肺炎疫情社区服务心理支持技巧50问

国家卫生健康委员会疾病预防控制局　组织编写

主　　编　马　弘　北京大学第六医院

编写人员（按姓氏笔画排序）

王立英　心理危机干预志愿者
王晓明　心理危机干预志愿者
许俊亭　大连市第七人民医院
何　鸣　上海新虹桥国际医学中心
张　芳　上海市第一人民医院
陈冰冰　厦门市仙岳医院
柯晓燕　南京脑科医院
钟意娟　西安市精神卫生中心
袁　茵　成都市精神卫生中心
钱　英　北京大学第六医院
徐福山　深圳市康宁医院
梁光明　沈阳市精神卫生中心
程文红　上海市精神卫生中心
谢永标　广东省精神卫生中心
管丽丽　北京大学第六医院

编写秘书　程　均　沈阳市精神卫生中心
陈蔚然　北京大学第六医院

北京大学医学出版社

YINGDUI XINXING GUANZHUANG BINGDU FEIYAN YIQING SHEQU FUWU XINLI ZHICHI JIQIAO 50 WEN

图书在版编目（CIP）数据

应对新型冠状病毒肺炎疫情社区服务心理支持技巧50问 / 马弘主编. —北京：北京大学医学出版社，2020.2

ISBN 978-7-5659-2161-2

Ⅰ. ①应… Ⅱ. ①马… Ⅲ. ①日冕形病毒－病毒病－肺炎－心理疏导－问题解答 Ⅳ. ① R395.6-44

中国版本图书馆 CIP 数据核字（2020）第 022289 号

应对新型冠状病毒肺炎疫情社区服务心理支持技巧50问

主　　编： 马　弘
出版发行： 北京大学医学出版社
地　　址：（100191）北京市海淀区学院路38号　北京大学医学部院内
电　　话： 发行部 010-82802230；图书邮购 010-82802495
网　　址： http://www.pumpress.com.cn
E-mail： booksale@bjmu.edu.cn
印　　刷： 中煤（北京）印务有限公司
经　　销： 新华书店
责任编辑： 董采萱　刘　燕　药　蓉　**责任校对：** 靳新强　**责任印制：** 李　啸
开　　本： 880 mm × 1230 mm　1/32　**印张：** 2.25　**字数：** 47 千字
版　　次： 2020年2月第1版　2020年2月第1次印刷
书　　号： ISBN 978-7-5659-2161-2
定　　价： 10.00 元

前　言

本书编者主要来自汶川地震原卫生部心理危机干预医疗队的精神科医生和汶川地震“希望九州”心理危机干预志愿者服务队的志愿者。他们的微信群名叫做“演武场”。他们一贯秉承从实战出发的原则，是我国精神卫生领域最早一批进入灾后心理危机干预的人员。他们牵头组织的“危机干预大队长培训”于2018年获北京大学继续医学教育精品课程，课程使用的教材也是目前各地建立心理危机干预队伍时使用最广的教材。他们中的成员也参与了《新型冠状病毒感染的肺炎疫情紧急心理危机干预指导原则》的起草。

新型冠状病毒感染的肺炎疫情发生以后，演武场的队员们快速集结，根据国家卫生健康委员会疾病预防控制局的建议，紧贴防控实际需要，围绕落实《新型冠状病毒感染的肺炎疫情紧急心理危机干预指导原则》和《新型冠状病毒感染的肺炎疫情社区防控工作方案（试行）》，编写了《应对新型冠状病毒肺炎疫情社区服务心理支持技巧50问》，供各地基层工作人员以及广大志愿者团队向社区提供心理社会服务时使用。心理援助热线服务、方舱医院服务中的心理干预部分可以参考本书。

马　弘

北京大学第六医院

2020年1月27日

目　录

第一部分　志愿者管理

1 什么是志愿者?

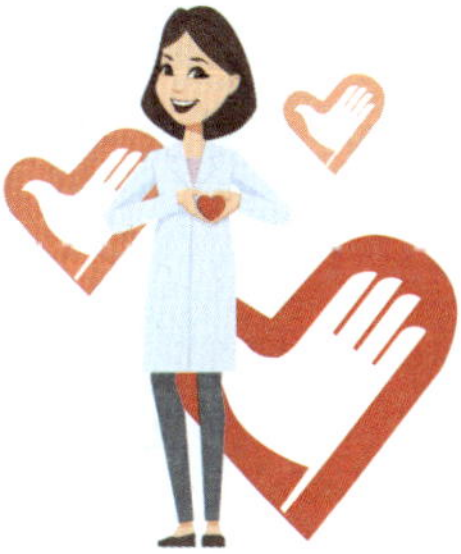

志愿者通常是指有能力且自愿为社会和他人提供服务和帮助的团队、组织或个人，不为物质报酬，而是基于良知、道义、信念和责任。

2 对心理服务志愿者的基本要求有哪些?

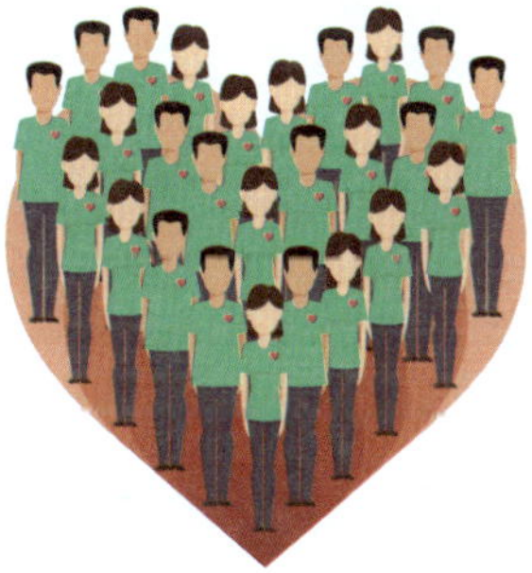

- 达到国家法定年龄，原则上不接收未成年人。
- 身体健康状况良好，同时心理健康状况良好。
- 具有心理支持与心理服务工作经验者优先。
- 具有医学、心理学、社会工作专业背景者优先。
- 熟悉本地语言及文化者优先。

3 如何管理志愿者?

- 本次新型冠状病毒肺炎疫情发生后，目前心理社会支持主要是以线上建群服务为主。
- 组织者要遵守国家相关法律法规和疫区临时颁布的各种规章制度。

- 志愿者加入服务群时按各群要求登记，遵守群规。
- 组织方要为志愿者提供相关培训。
- 如果有视频服务，最好佩戴志愿者标识。

- 志愿者在服务中遇到困难或突发情况须及时上报所在服务群和服务街区的负责人。
- 承诺的服务时间段要按时参与。不能参加服务时要及时退群。
- 志愿者离开时要给予鼓励和脱角色指导。对于不能很好提供志愿服务的志愿者要及时劝退。
- 对志愿者要做好心理辅导和减压工作，建立心理支持体系。

4 需要为志愿者提供哪些内容的培训？

- 本次疫情相关的政策法规培训，特别是国家卫健委发布的《新型冠状病毒感染的肺炎防控方案》和《新型冠状病毒感染的肺炎疫情社区防控工作方案（试行）》，并注意版本的更新。

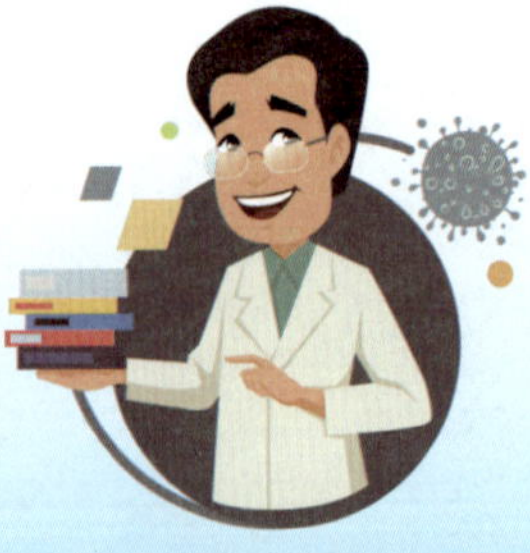

- 《新型冠状病毒感染的肺炎疫情紧急心理危机干预指导原则》。
- 《心理急救》《沟通与切入技术》《放松技术》《稳定化技术》等可以用于提供

心理支持的技术。

- 有条件的地方要对心理服务志愿者进行自我心理防护相关内容培训。
- 对志愿者进行保密等伦理内容的培训。

5 如何指导志愿者进行自我心理防护?

- 让志愿者了解：自己同样属于“新型冠状病毒感染的肺炎”危机直接或间接暴露人群，感染者与治疗者及其家属的心身反应可能给其带来强烈的视觉冲击和情绪负担。

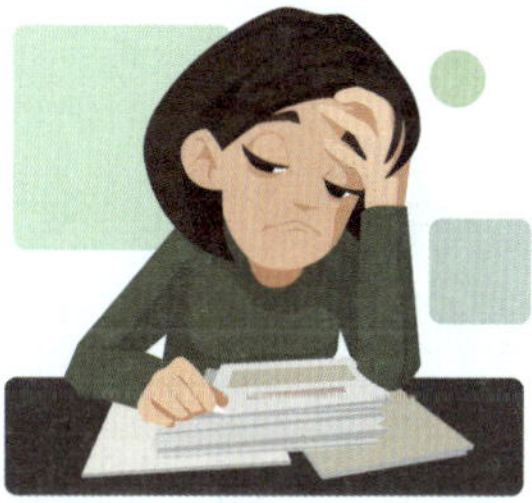

- 让志愿者了解：在服务中的挫折、劳累累积，也可能造成诸多不良感受。有的可能损害志愿者群体的身心健康和志愿服务进程，甚至使一些志愿者不得不提前终止服务，带着心理创伤离开服务地点，还可能造成身心的终身不良影响。
- 让志愿者了解：在本次危机中常见的心理反应，如情绪反应、行为反应、认知改变、生理反应等，并能进行识别。
- 让志愿者学习心理防护知识及自我心理调节技巧，例如：及时识别自身反应；适当与人倾诉；共情时做到“如同但不是对方”，而避免做到“就是对方”，即尝试着站在服务对象的视角去看待和理解眼前的困境，当服务结束后，从服务对象的角色中出来，回到自己的角色中，区分好工作角色与生活角色；

使用自己熟悉并擅长的减压方式（如听音乐、运动、写日记）。

- 让志愿者定期进行同伴支持，或者寻求督导。

如果通过上述做法不能让自己的状态得到缓解，可以寻求专业精神卫生人员的帮助。

6 心理服务志愿者可以提供哪些服务或做哪些工作？

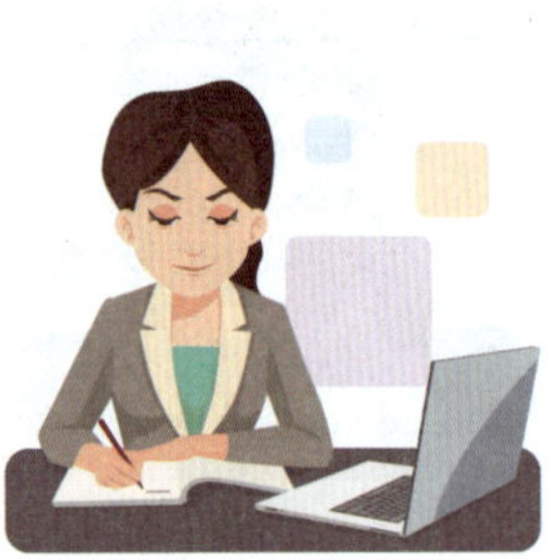

- 为社会大众提供社会支持（传送生活物品、联络信息等）与情感支持（心理陪伴与疏导）。
- 向社会大众宣传普及相关防治知识及自我心态调整的科普知识。
- 帮助社会大众进行心理康复计划制定。
- 在专业人员指导下对大众的心理状态进行初筛评估，识别高风险行为，并转介至相关专业部门。

7 筛选志愿者时可以使用哪些心理健康评估工具？

- 心理健康自评问卷（SRQ-20）（详见本部分附件1），得分7分以上者不适合担任志愿者。
- 一般健康问卷（GHQ-12）（详见本部分附件2），得分3分以上者不适合担任志愿者。

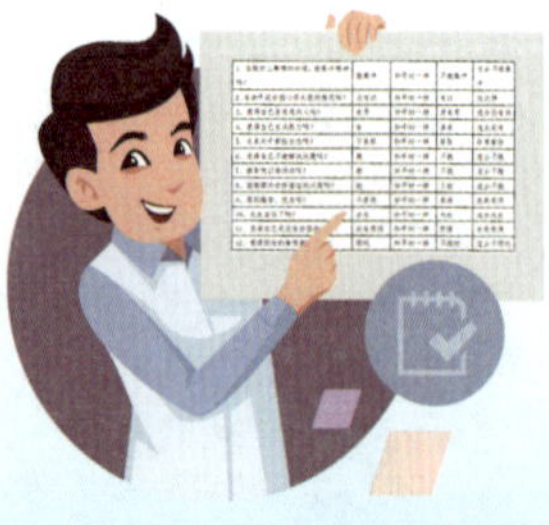

这两个表格也适用于对服务对象进行简单心理状况测评。

8 危机后常见的心身反应有哪些?

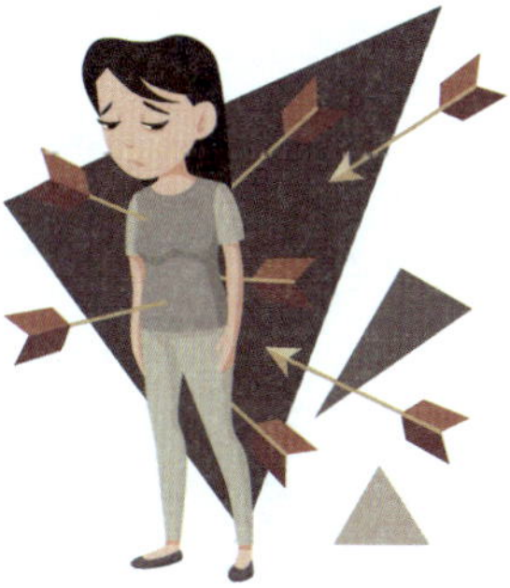

- 生理上的反应：失眠、发热、头晕、头痛、心慌、胸闷、血压变化、恶心、呕吐、出汗等各种躯体不适感。
- 情绪上的反应：恐惧、紧张、焦虑、抑郁、气愤、无助、悲痛、担忧、易激惹、自责、愧疚等。
- 行为上的反应：警觉增高、多疑、难以集中注意力、冲动、敌对、人际关系紧张或过于紧密、决策力下降、回避、社会退缩、反应迟钝、麻木、酗酒等。
- 认知上的变化：缺少或失去安全感、信任感、控制感等。

以上反应在危机事件后都可能会出现，这是人们在非正常情境下正常的反应。如果不超过1周，不必过度紧张；如果超过1周并影响到日常的工作生活、人际交往，则需要寻求心理支持或帮助。

9 危机后自杀的高危人群有哪些?

- 危机事件后亲人丧失。
- 危机事件后重大财产损失或经济极度困难。
- 危机事件后精神病性障碍或精神疾病复发。

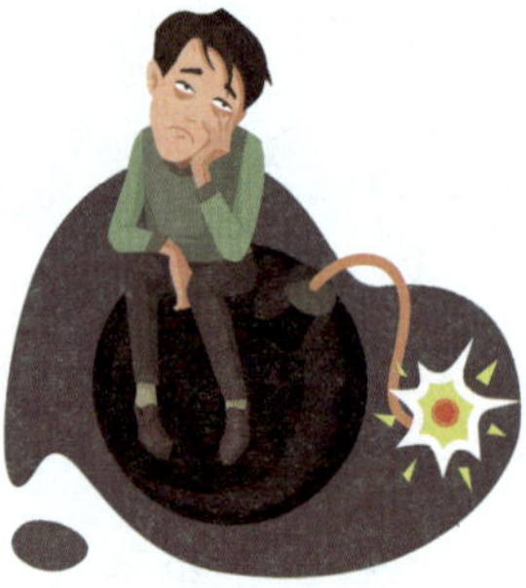

- 危机事件前有自杀未遂，或有抑郁、精神分裂症等精神疾病史。
- 罹患急性应激障碍、创伤后应激障碍、抑郁障碍、酒精滥用或药物依赖等。
- 患严重躯体疾病。
- 日常生活中社会支持系统缺乏或不足，如空巢老人以及离异、寡居或独身者。
- 在危机工作中承担一定工作任务，但工作结果未达到自己期待的满意结果。

10 如何评估自杀风险等级及进行应对？

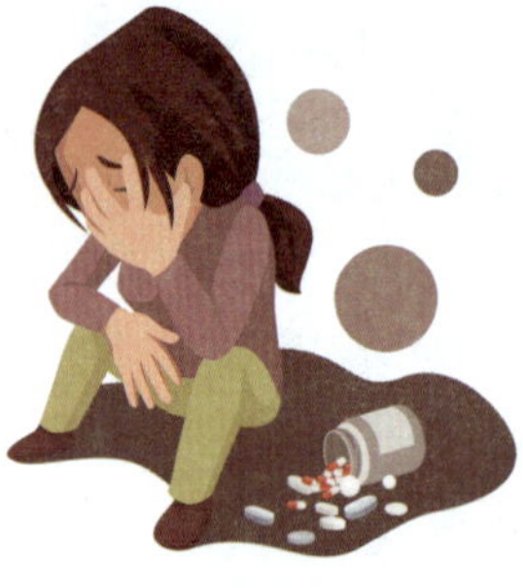

- 低危：仅仅感到生活有些悲观。给予倾听、心理支持。
- 中危：在悲观的基础上感到绝望。给予心理支持，并请求精神卫生专业人员给予帮助。
- 高危：有自杀计划，例如去勘察过场地、准备药品等。评估识别后转介给精神卫生专业人员。
- 极高危：自杀实施未遂者。立即转介给精神卫生专业人员。

附　件

附件 1　成人筛查问卷—心理健康自评问卷（SRQ-20）

在过去 30 天内，您可能受到以下一些困扰。如果哪个条目与您的情况相符，并在过去 30 天内都存在，请选择“是”（计 1 分）；如果这个问题与您的情况不相符，或在过去 30 天内不存在，请选择“否”（计 0 分）。回答没有对错之分，如果您不能确定该如何回答某个问题，请尽量给出您认为最恰当的回答。

1	你是否经常头痛?	是	否
2	你是否食欲差?	是	否
3	你是否睡眠差?	是	否
4	你是否易受惊吓?	是	否
5	你是否手抖?	是	否
6	你是否感觉不安、紧张或担忧?	是	否
7	你是否消化不良?	是	否
8	你是否思维不清晰?	是	否
9	你是否感觉不快?	是	否
10	你是否比原来哭得多?	是	否
11	你是否发现很难从日常活动中得到乐趣?	是	否
12	你是否发现自己很难做决定?	是	否
13	日常工作是否令您感到痛苦?	是	否
14	你在生活中是否不能起到应起的作用?	是	否
15	你是否丧失了对事物的兴趣?	是	否
16	你是否感到自己是个无价值的人?	是	否
17	你头脑中是否出现过结束自己生命的想法?	是	否

续表

18	你是否什么时候都感到累?	是	否
19	你是否感到胃部不适?	是	否
20	你是否容易疲劳?	是	否

附件2 成人筛查问卷—12项一般健康问卷（GHQ-12）

为了能更好地帮助您，我们想了解一下您最近两三周内的身体健康状况。请在每个问题后面选择最符合您目前状况的答案，回答没有对错之分。请注意：这里的每个问题都是指您从两三周前到现在的状况。

条目	0分	0分	1分	2分
1. 在做什么事情的时候，能集中精神吗?	能集中	和平时一样	不能集中	完全不能集中
2. 有由于过分担心而失眠的情况吗?	没有过	和平时一样	有过	总这样
3. 觉得自己是有用的人吗?	有用	和平时一样	没有用	完全没有用
4. 觉得自己有决断力吗?	有	和平时一样	没有	完全没有
5. 总是处于紧张状态吗?	不紧张	和平时一样	紧张	非常紧张
6. 觉得自己不能解决问题吗?	能	和平时一样	不能	完全不能
7. 能享受日常活动吗?	能	和平时一样	不能	完全不能

续表

条目	0分	0分	1分	2分
8. 能够面对你所面临的问题吗?	能	和平时一样	不能	完全不能
9. 感到痛苦、忧虑吗?	不觉得	和平时一样	觉得	总是觉得
10. 失去自信了吗?	没有	和平时一样	失去	完全失去
11. 觉得自己是没有价值的人吗?	没有觉得	和平时一样	觉得	总是觉得
12. 觉得所有的事情都顺利吗?	顺利	和平时一样	不顺利	完全不顺利

（何　鸣　王晓明　徐福山）

第二部分　服务时的沟通技术

11 与服务对象建立联系的途径有哪些?

- 通过网络平台、心理服务热线介绍。
- 由服务对象熟悉或信任的人作为中间人介绍。
- 由当地有服务需求的政府、组织或机构介绍。

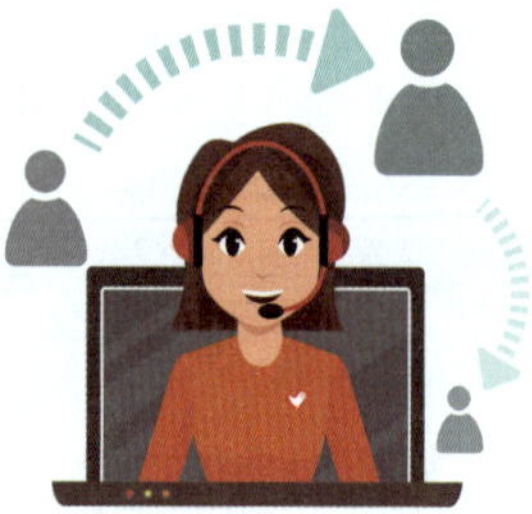

12 怎样开始向服务对象进行自我介绍?

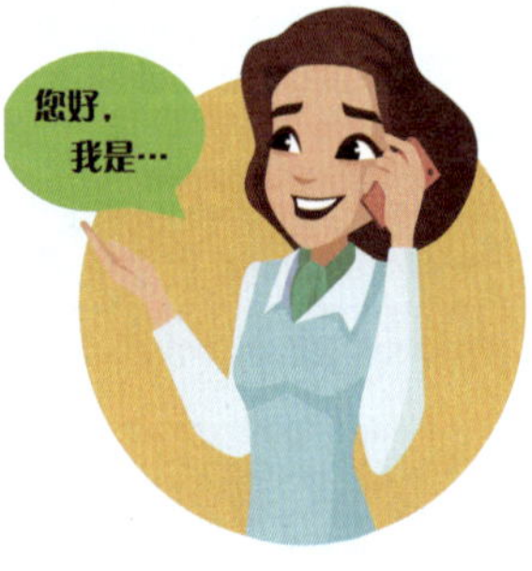

- 您好，我是×××，负责提供心理支持与辅导服务，可以为您做点什么吗?
- 您好，请问您有什么需要吗?
- 您好，我是×××，可以和您聊一聊吗?

13 可以和服务对象沟通哪些内容?

- 询问服务对象目前有什么需要或问题。
- 可以聊情绪、想法、每天的生活内容（进食、睡眠、和谁生活在一起、娱乐活动等），还可以聊他（服务对象）的身体感受，例如是不是觉得肌肉紧张、心慌等（包括既往的身心疾病）。

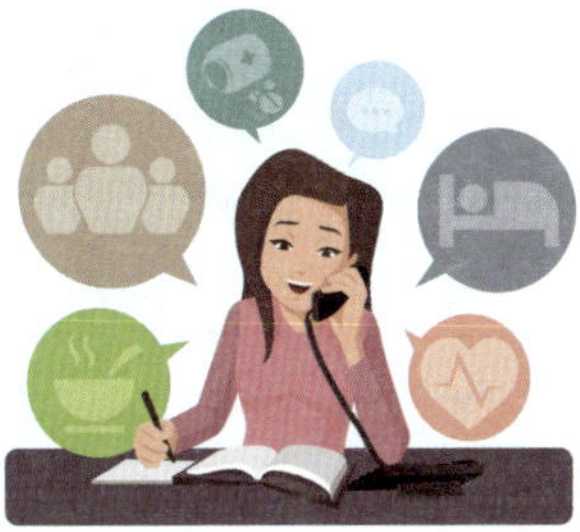

- 询问服务对象是否有过类似的经历，当时是如何应对的，成功的经验有哪些，还有哪些资源（亲朋好友、个人的经验、职业、能力、性格等）可以利用。
- 提供正规渠道的疫情防控信息或一些积极的信息，不要传播未经证实的信息，随时给予服务对象以希望。

14 沟通时我们可以做些什么？

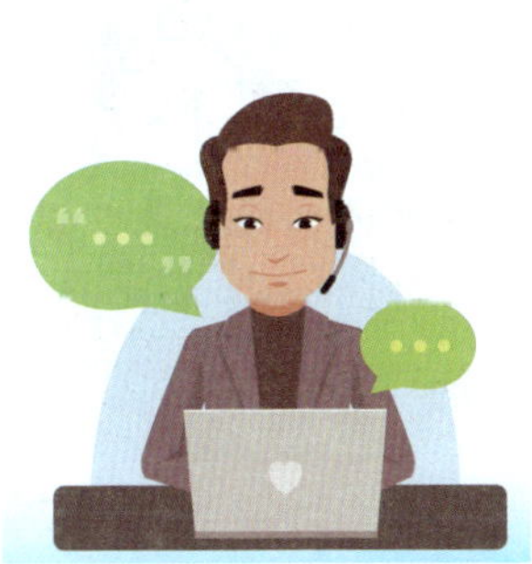

- 沟通前和沟通时要随时收集服务对象的信息（年龄、文化程度、工作状况、家庭情况等）与文化、宗教、习俗等。
- 尊重服务对象，用宽容、接纳、不评价的态度促进关系建立。
- 用温和而稳定的声音、中等语速交流，多用开放性提问，少用封闭性提问和“为什么”的问题，适当给予回应。
- 不要轻易打断服务对象的倾诉。必要时可以适当重复或反馈你的感受，如“您当时感到很恐惧”“听起来，您当时最大的担忧是你的孩子们”等。

- 如果掌握的资源允许，帮助他们解决一些生活中的实际困难（如哪里可以得到口罩等防护用品、哪里可以快速就医、社区服务平台 APP 等）。
- 如果面对面（根据疫情做好防护并保持一定距离）或通过视频沟通，可以注视他的眼睛，给予点头等回应。
- 注意观察身体语言提供的信息，如声音高低、语速快慢、面部表情等，评估他的情绪状态，并给予一些建议。

15 如何与情绪极其激动的服务对象沟通？

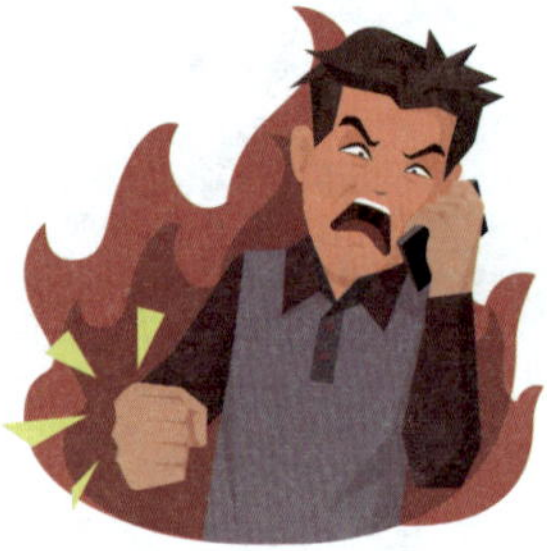

- 允许他宣泄释放情绪（哭泣、抱怨，甚至骂人等），他不是针对你，只是把你当成了一个情绪的出口。
- 给他 5 ~ 10 分钟的时间宣泄，无论他说什么，要适当地给予回应，如“嗯”“我在听”“哦，是这样”。
- 感受到他的情绪平稳下来（语速放慢、音量降低、停止讲话或询问你的建议）后，可以按照以下句式给予回应：“我能够体会到您的 ×× 情绪。如果是我，可能也会有您这样的感受（或反应）。那您看，我可以做些什么让您能够舒服一些呢（或我能做点什么让您好受一些吗）？”

- 如果他的情绪一直不能平稳，除了倾听以外，还要将其情况反映给有关部门或将其转介给精神卫生专业人员。

16 如何与沉默或拒绝的服务对象沟通？

拒绝或沉默可以是正常表现，例如服务对象还不知道要如何开口（可能比较茫然，也可能内心问题较多，比较杂乱），也可能是对提供心理服务的人不太信任。在接受这种现象的同时，也要警惕服务对象是否有抑郁情绪的可能。

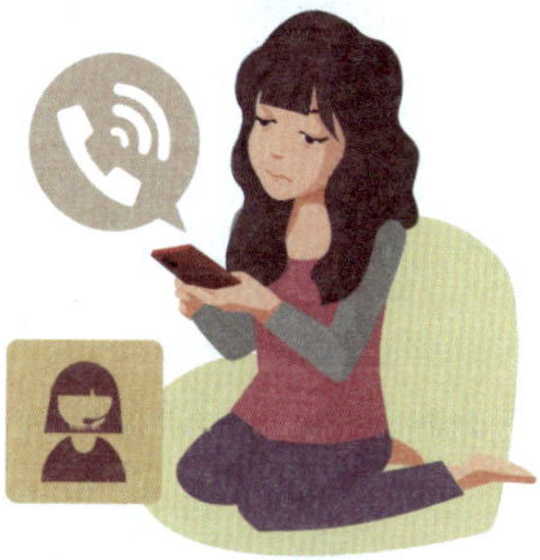

可以再次详细介绍一下自己的姓名、身份、从业经历、本次会谈的目的。可以尝试着说“我想您可能还没有想好要怎样说，别着急，可以想一下，我在这里等着您”，并且等待3～5分钟。

如果服务对象还没开口，我们可以尝试着介绍一些我们知道的人们在应激事件后的身心反应，并告知这是非正常状态下的正常反应，不用担心，还要告诉他应如何应对。

如果服务对象拒绝你的任何建议，也要表示这是可以理解的，并且留下一些宣传资料或联系电话（最好是24小时的心理支持热线），建议其在任何有需要的时候拨打电话咨询。

17 每次与服务对象沟通多长时间合适？

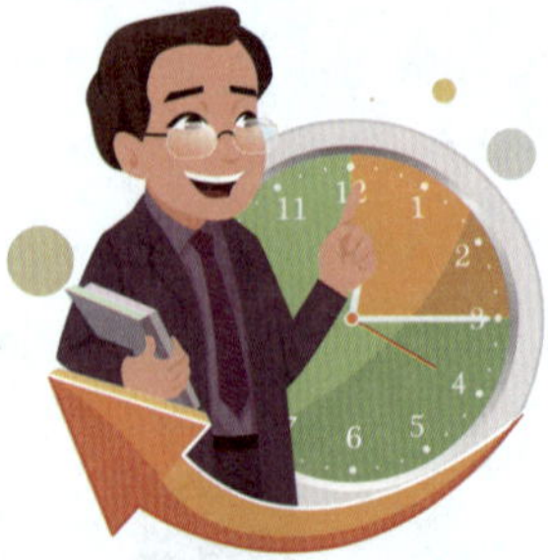

每次根据服务对象的需求，一般以10～20分钟为宜。如果达到40分钟还无法结束，建议转介给精神卫生专业人员。

18 沟通时哪些话不要说？

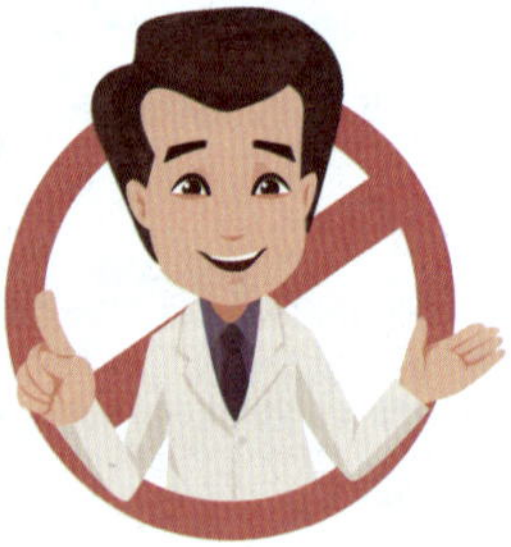

- 不传递未得到证实的信息。
- 不要轻易给予承诺。
- 不要强迫对方坚强。
- 遇到不能回答的问题时，要真诚地告诉服务对象：“您的这个问题我现在不太清楚，我回去后去咨询相关部门，会在明天×点前给您回复。”注意，承诺后要做到。

19 沟通中有哪些其他注意事项？

- 对于孩子、独居的老年人、既往有精神病史的人，在沟通时要更加注意，并请志愿者团队或社区精神卫生防治人员给予持续关注与支持。
- 建议根据疫情尽量选择网络、电话实施干预。必须进行面对面交流时，要按照防疫要求进行防护。

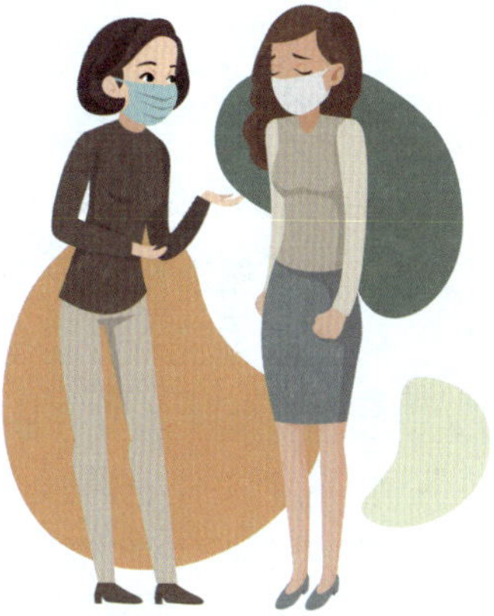

- 面对面或视频交流时尽量控制小动作，如转笔、摸鼻子、跷二郎腿等。
- 心理支持服务人员要尽可能与服务对象共情，去理解他的处境。
- 如果是以家庭为服务对象，可以从更喜欢倾诉者开始，但要关注几乎不说话的家庭成员。
- 在需要面对面交流时，可能的情况下可以带去口罩、洗手液等防疫必需品，作为沟通切入点。
- 沟通中要做好服务对象的信息保密工作。如果发现服务对象有危险倾向或行为（伤人、自伤等），应及时通知有关部门和家属，以保证服务对象和他人的安全。

20 沟通中如何传递坏消息？

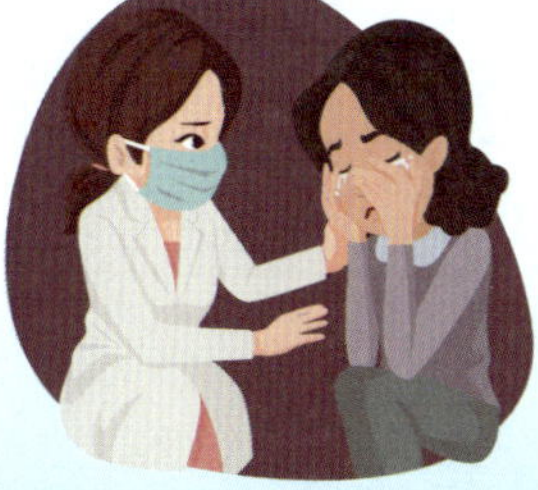

- 确定传递的消息是准确无误的。
- 传达坏消息前应当做好人员（由谁来传达，医生还是家人）、环境（在哪里传达）、心理（以怎样的情绪传达）与问题（可能遇到的问题以及应对策略）等方面的准备。

- 既要坚定地传递事实，又要及时传递支持与希望。以尊重和共情的态度，使用简洁、清晰的语言直接告知坏消息，避免使用深奥、晦涩、迂回的言语。可以在不将严重性最小化的情况下给予一些积极信息。
- 在传递坏消息时务必时刻注意服务对象的情绪反应。理解服务对象的反应，可以倾听或者留给其空间和时间去处理信息和情绪，并给予适当的支持和抚慰。
- 在坏消息传递前后，有必要对服务对象的陪伴者给予支持和辅导，让其充分了解在随后几天内甚至更长时间可能会出现的问题与对策。
- 必要时，请寻求精神卫生专业人员的帮助。

（马　弘　梁光明　谢永标　许俊亭）

第三部分　居家隔离者的心理支持

21 对居家隔离者进行心理支持时如何倾听?

- 对这类人群进行心理支持时，建立关系是主要的。
- 可以进一步了解服务对象的心理需求（详见本书第二部分“服务时的沟通技术”）。

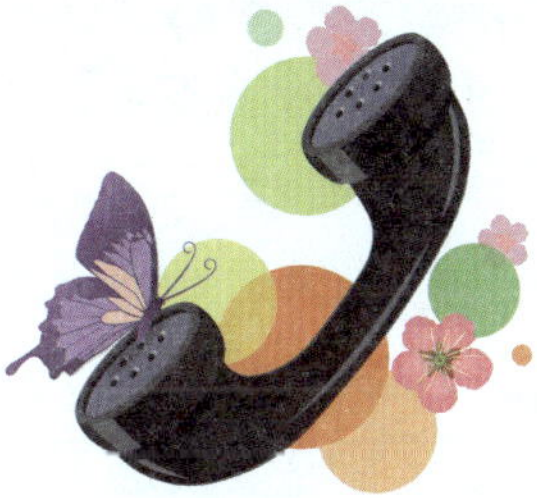

- 在接纳的基础上耐心地听，认真地听，有回应地听。
- 不轻易下结论。
- 尽可能不打断。
- 必要时进行澄清，如“您可以说得再具体一些吗”。

22 居家隔离者感到恐惧、焦虑时如何提供心理支持?

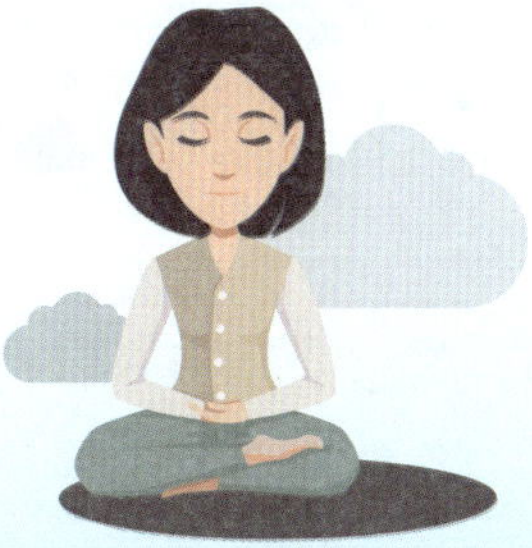

- 与其讨论隔离对个体及他人的重要意义，对其行为表达赞赏与感谢。
- 与其讨论隔离给生活带来的好处。
- 告知被隔离者恐惧会导致免疫力下降。

- 指导其进行放松训练、正念冥想等，以应对恐惧、焦虑来临时出现的躯体症状。指导其放松训练、正念冥想的具体操作，并告知其平素进行自我练习。
- 指导被隔离者自我照料（大部分被隔离者都知晓如何自我照料。如果不了解，可以进行具体指导，如观察自己症状的变化、生活规律、适量运动、加强营养等）。
- 与被隔离者讨论一旦症状加重去医院就诊的具体措施，要详细、可操作，如出现什么症状、通知哪一位亲朋好友、用什么交通工具、去哪一个定点医院、联系方式等。
- 指导其对躯体不要过分关注，制定日常生活计划，享受与家人在一起的生活。

23 如何为被隔离的家庭提供心理支持?

让被隔离的家庭成员互相倾听、宣泄。听每一位家庭成员内心的感受，并询问其他家庭成员对此的看法，使家庭系统内部进行相互支持，让家庭成员意识到自己的反应对家庭其他人的影响。

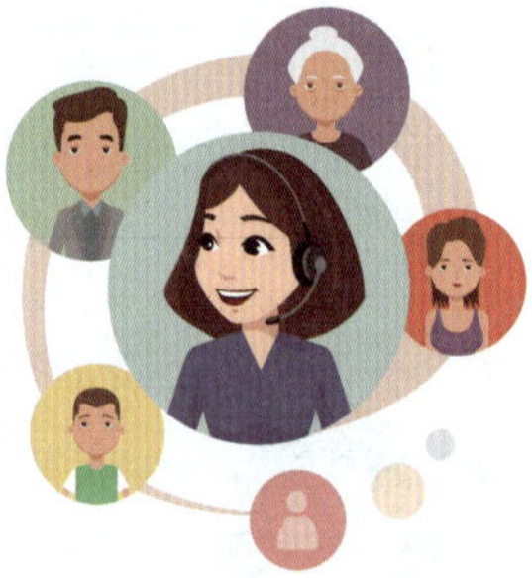

在家庭支持中，心理支持者进行问题引导，常见提问如下：你们有谁感到紧张害怕？具体害怕什么？对于他的害怕我们家里有没有谁想谈点什么？你们觉得互相做点什么能让对方的害怕少一点？

通过以上的提问与家庭互动，可以使家庭成员互相倾听、宣泄，并且意识到自己对家人的影响，利用家庭成员之间的资源进行相互支持。

24 当居家隔离者感到无所事事、度日如年时如何提供心理支持？

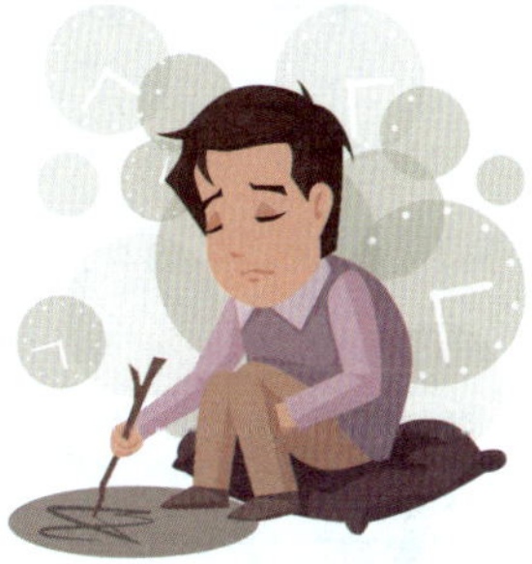

- 与其讨论既往是否有过相似的经历，在既往经历中寻找解决的方法。
- 与其讨论在隔离期间已经使用的排解方法，以此为参考介绍还可以使用的方法及相关资讯如电影、排行榜等。注意：以服务对象可以接受的方法为主要讨论内容，比如我们不能建议一个对电视剧无任何兴趣的人去追剧。
- 可介绍其关注网上其他隔离者幽默轻松的排解方式如数大米、坚果以及自娱自乐等，也指导其多关注网络上和自己有相似经历人员的排解方法。
- 积极关注剩余的日子，指导其在日历上进行不同的标注，可用绘画、自创符号等，以此进行良好的自我暗示。

25 可以建议隔离的家庭做哪些事情？

- 建议家庭成员一起做事，一起戴口罩，一起洗手，一起运动，一起观看影视节目，玩游戏和纸牌等。

- 与身处异地的亲朋好友进行音频、视频通话，也可以通过网络进行家庭的团聚活动。

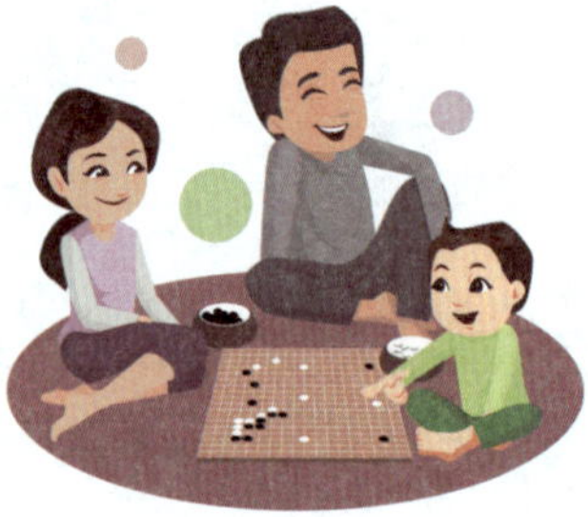

26 当有轻度症状的居家隔离者出现恐惧，担心病情越来越重时如何提供心理支持？

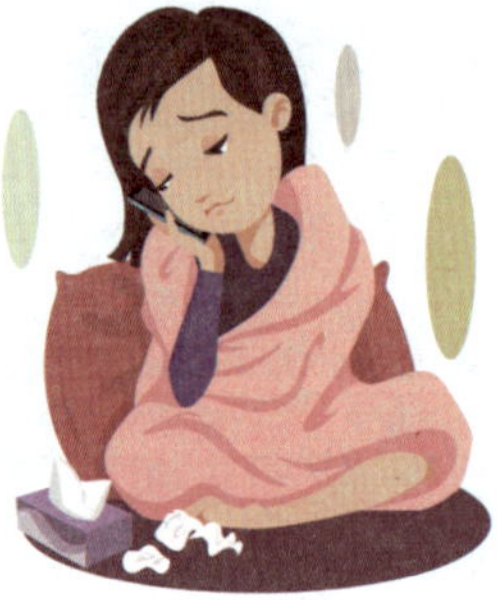

- 告知轻症被隔离观察并不代表没有人管，而是为了减少交叉感染的概率并获得更好的休养。社区支持者的出现本身就是对被隔离者最好的心理支持。
- 与其讨论目前隔离对个体及他人的重要意义，对其行为表达赞赏与感谢。
- 与其讨论隔离给生活及疾病康复带来的好处。
- 告知轻症被隔离者恐惧会导致免疫力下降。
- 指导其进行放松训练、正念冥想等，以应对恐惧、焦虑来临时出现的躯体症状。指导其放松训练、正念冥想的具体操作，并告知其平素进行自我练习。
- 指导其进行自我照料（大部分被隔离者都知晓如何自我照料。如果不了解，可以进行具体指导，如观察自己症状的变化、生活规律、适量运动、加强营养等）。多与其讨论具体的营养内容、起居时间、运动项目等，与服务对象讨论这些内容本身会使其关注点转移，并对自己进行最佳的照料，促进轻症完全康复。

- 与其讨论一旦症状加重去医院就诊的具体措施，要详细、可操作，如出现什么症状、通知哪一位亲朋好友、用什么交通工具、去哪一个定点医院、联系方式等。

27 当有轻度症状的居家隔离者感到无所事事、度日如年时如何提供心理支持？

- 对于轻症者，建议单独房间隔离，切记不要让其过分安静独处。
- 家庭成员可以通过手机等与其建立联系，或者通过“隔门交流”“隔门唱歌”等增加与家人的连接。
- 也可以通过电子产品邀请身处异地的其他亲朋好友进行交流。

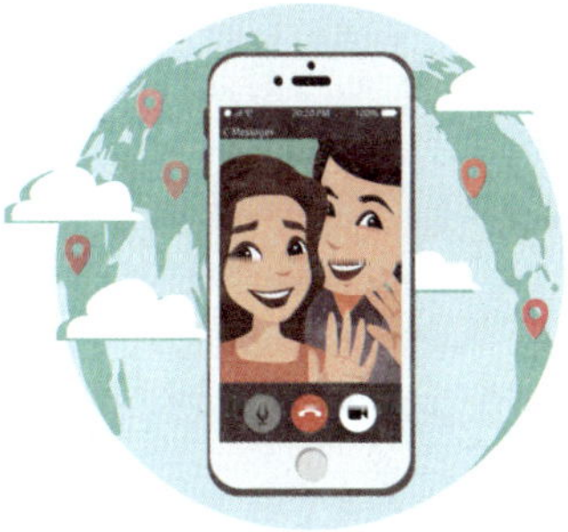

28 如果原有精神疾病在被隔离后诱发出现症状或呈不稳定状态，如何提供心理支持？

- 可以通过电话与社区精神卫生防治医生或心理医生保持联系，获得他们的建议和心理支持。

- 家属给予倾听、陪伴，引导规律生活、规律服药。
- 必要时，与有隔离条件的精神卫生专科医院联系就诊事宜。

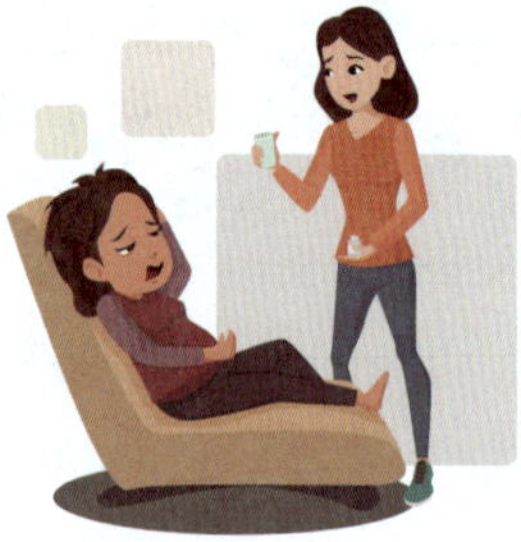

（钟意娟）

第四部分　儿童青少年心理支持

29 孩子会出现哪些心理反应？

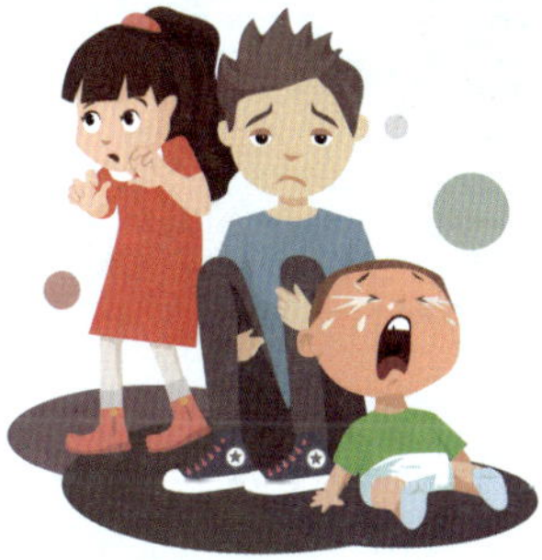

突发性事件、环境中突然出现的紧张氛围以及成年人的焦虑同样也会让儿童青少年感觉到担忧和恐惧。他们中的一部分人可能会出现应激相关的情绪反应和行为表现。值得注意的是，不同年龄段的孩子会出现不一样的反应：

- 学龄前儿童由于年龄尚小，不能完全明白具体事件的由来和成年人焦虑的原因，但他们仍然能感受到成年人及生活环境中的变化，更多表现出进食、睡眠等生理层面的反应，也有可能是行为层面的表现，如哭闹、黏人、退行，也可能变得更安静、更乖。
- 学龄儿童正是对躯体受伤、疾病和死亡等较为关注和恐惧的年龄段，他们的反应可能是行为退行，也可能是反复玩相关主题的游戏，反复询问，紧张、害怕，攻击性行为增加等。
- 青少年最常出现的是焦虑、担忧、情绪低落、愤怒等情绪，也有可能会出现攻击或冒险性行为。同时青少年容易受到个别现象或言论的影响，从而影响他们的价值观与世界观。

30 孩子问为什么大家都戴口罩，不能出门玩了，该如何解释？

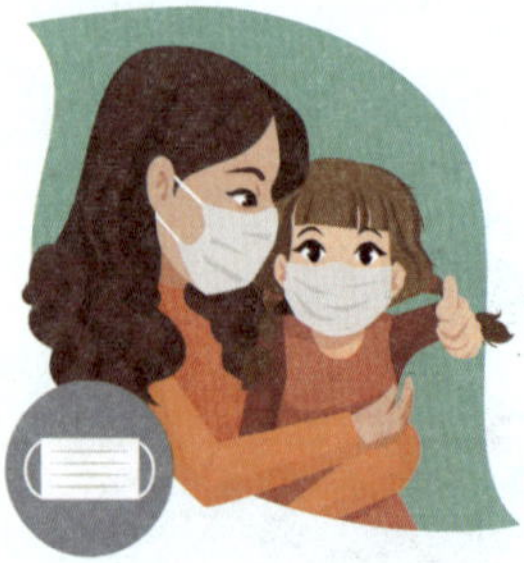

“疫情”不期而至，打乱了孩子盼望许久的假期安排。“宅”在家里，外出还要戴口罩，低龄儿童有可能会出现不理解、难耐寂寞甚至闹情绪的现象。与孩子沟通的过程中有些家长担心说严重了，孩子会害怕、胡思乱想；有的家长则回避不说或者哄骗孩子，结果难以得到孩子的信任、配合与重视。这个过程中，家长可以做如下尝试：

- 首先家长自己要积极正向地看问题。家长对整个事件的反应正在不知不觉地影响孩子，家长应尽可能调整至积极应对的心态，从而能够传递给孩子积极的信息与态度，以及保护自己的方式。
- 家长及时觉察自身的情绪以及对儿童的影响。家长们不妨告诉自己，这是一个特别好的可以与孩子一起学习和了解传染性疾病相关知识的机会。抓住时机促进亲子沟通何尝不是一件好事情呢！
- 家长要注意采用适当的方式，用儿童能够理解的语言解释病毒与人类的关系，什么是传染性疾病以及传染性疾病的防控办法等。这样孩子自然就能理解为什么要戴口罩，为什么不能去人多的地方了。
- 要将“病”与“患病的人”区分开，不仅教会孩子科学防护的知识，学习保护自己，更要教会孩子对传染病患者的理解、同情和尊重，从小培养利他精神和集体意识。

31 孩子担心这个病好不了，家人都会死了，如何提供心理支持？

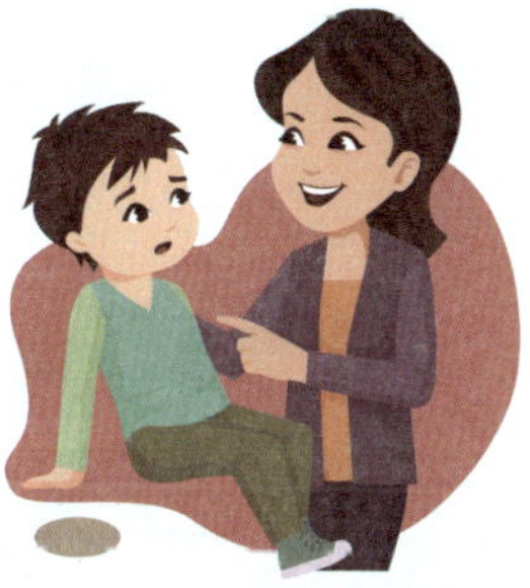

当孩子问这一类问题时，您会发现有的孩子担心的重点是患病，有些孩子是恐惧死亡，还有些孩子是担心与亲人的分离或丧失。表面上看有所不同，实质上这一类问题的本质都会涉及孩子的安全感和焦虑恐惧情绪的处理。

当孩子询问我们这个问题时，我们首先内心要停一停，想一想再做回答，不要急于安慰孩子或者给予孩子一个现成的答案。

对于学龄前幼儿，我们首先要反思的是这段时间家中的氛围如何。对于幼儿来说，家中的环境设置和成人的心理状态是首先要调整的，应避免让孩子看到许多关于疫情的可怕图片和视频。特别是如果家长自己也整天讨论相关信息，过于焦虑或出现紧张行为，则孩子势必会紧张害怕。

儿童因为感觉不安全而紧张，如何帮助儿童获得安全感很重要。应该减少家庭中的不良环境影响；关心、询问他们对所接触到的事件的看法，给予正确解读，避免不恰当的担心；增加亲子游戏的时间，在愉快活动中放松及转移注意力。

假期里，或者在家或医院隔离，可以鼓励孩子与朋友和同学保持微信、QQ 等联系，鼓励孩子建立常规作息学习时间表，并且多陪伴孩子来控制孩子浏览信息的情况，引导、帮助孩子了解科学、权威的信息。这段时间尤其不要让孩子看恐怖片。

如果以上做法还是不能帮助到孩子，可以寻求专业人员或机构的帮助。

32 孩子问什么时候能去幼儿园，怎么回答?

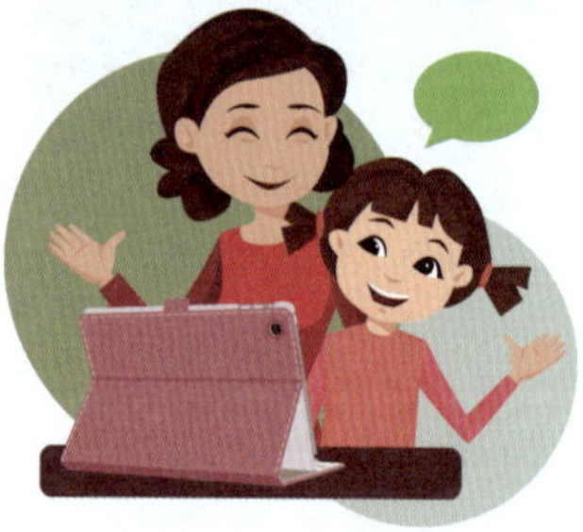

可以先了解孩子问这个问题时想要的是什么。如果孩子思念幼儿园的老师、同学，可以定时间让孩子通过电话、视频适当和老师、同学保持联系，彼此问候。

如果孩子喜欢幼儿园的课程或集体生活，家长可以带着孩子在家玩模拟幼儿园的游戏，扮演老师和同学一起唱歌、跳舞、画画、讲故事、做手工等，现在也有一些网络线上课程可以学习。

如果孩子在疑惑幼儿园开学的时间，可以告诉孩子："现在因为外边有坏蛋病毒在传播疾病，幼儿园会暂时休息一段时间，保卫我们的疾控战士们正在和坏蛋病毒战斗。等到外面的坏蛋病毒被我们赶跑了，幼儿园就可以开学了。现在我们要做的就是做好防护（戴口罩、勤洗手、少出门），这样就可以帮助我们的疾控战士们战胜坏蛋病毒啦！"

33 疫情期间，孩子出门打针不愿意戴口罩防护怎么办?

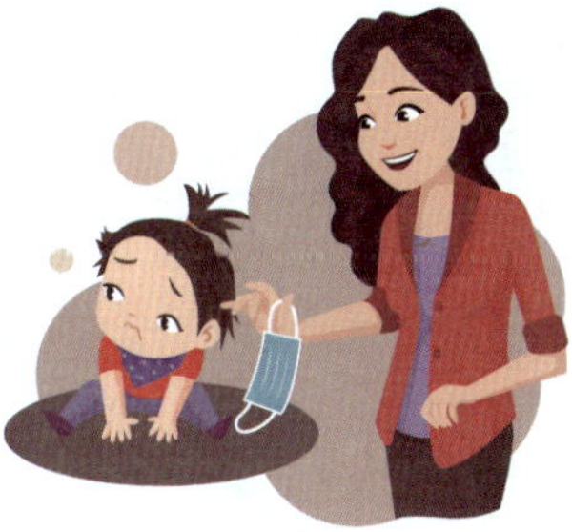

家长可以先向社区医院或儿保部门确认出门打针是否是紧迫必要的行为，如果并不紧迫、必要的话，最好等疫情过去再出门打针。

如果必须出门打针，家长要先用有趣的故事来解释戴口罩的重要性，如:“现在外面有一种病毒，最喜欢通过我们的嘴巴、鼻子进入身体，让我们生病。所以我们要用口罩保护好嘴巴和鼻子。它看到口罩最害怕了，大家都戴口罩，慢慢它就走了。医护人员正在和病毒战斗，我们戴上口罩也是在和病毒战斗，相信我们一定可以打败病毒，然后我们就可以摘下口罩呼吸新鲜空气了。”

可以同时用一个孩子喜欢的玩偶来叮嘱孩子:“我们一起戴口罩吧。”也可以借玩偶的口吻说:“我喜欢你戴口罩的样子，好可爱呀！”

若孩子依然不肯戴口罩，可以具体了解孩子不愿戴上口罩的原因是什么。

如果是因为觉得口罩太勒或喘不过气，家长可帮助孩子调整到可安全防护又相对舒适的状态，或者换一种佩戴方式的口罩试试。有条件的话，尽量给孩子佩戴合格的儿童型号口罩，从外观及舒适度方面来改善儿童的体验。

如果孩子不喜欢戴口罩是因为觉得不好看，家长还可以给孩子一些有趣的小贴纸，贴在衣服或口罩外侧（不影响呼吸），鼓励孩子一起战胜病毒。或者可以从网络上让孩子选择喜欢的网红口罩，里面围一个合格的医用抗菌口罩。或者可以按照孩子的喜好，自己动手缝制几个不同形状和颜色的口罩，但要注意安全方面应符合要求。

如果孩子戴上了口罩，记得要表扬夸赞。此外，注意全家是否都积极佩戴口罩了，这样可以无形中起到很好的示范教育作用。

34 孩子在家待不住，哭闹要出门怎么办？

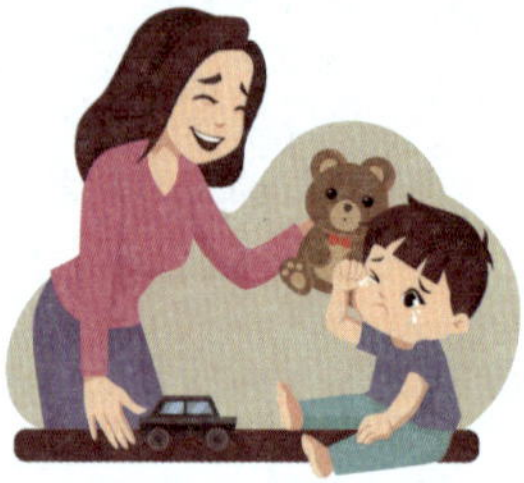

家长应理解孩子想要出门的愿望。孩子的天性就是喜欢玩耍，在玩耍中观察、动脑学习，发展自己的小肌肉。

疫情期间，孩子们的生活方式会因此发生变化，最直观的变化就是以前常常出门玩耍，现在爸爸妈妈却不允许了，孩子可能不能马上理解，或者一直待在家里感觉无聊。家长不要因此责骂孩子，可以鼓励孩子做勇敢的疾控小卫士，不随意出门活动，配合大人们对抗病毒。

家长可以和孩子一起设计一些有趣好玩的室内亲子活动，让孩子玩起来。例如一起玩对抗游戏（枕头大战、枕头山、拔河）、解谜游戏（拼图、迷宫、你画我猜、密室逃脱）、运动游戏（室内足球、投篮、保龄球、跳房子、跳绳）、扮演游戏（医生病人、老师学生、警察小偷、厨师顾客、动物模仿）、艺术类游戏（绘画、手工、音乐、舞蹈、绘本阅读、表演）及桌游、乐高等游戏。也可以一起在家看些纪录片、电影等。

可以选择合适的时间段，戴上口罩去周围人少、环境干净的地方，带孩子适当散步。

35 妈妈住院被隔离了，孩子晚上哭闹要妈妈怎么办?

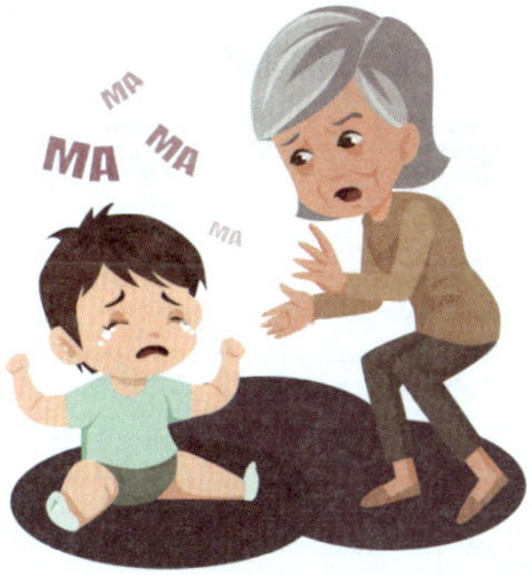

对于学龄前儿童来说，这样的心理反应是比较常见的。孩子会对妈妈有些想念，或产生担忧和害怕的情绪。妈妈不在身边了，孩子一下子也不习惯。

大人首先不要过度担心或不耐烦，先调整好自己的情绪，否则不良的情绪会波及孩子。可以由目前家中与孩子最亲近的家人多陪伴，照顾孩子，并且尽量维持孩子原来熟悉的活动与日常作息规律。可以多一些陪伴和亲子互动，例如做一些愉快的游戏或活动，转移注意力。

如果妈妈病情允许，可以每日定时与孩子视频，让孩子知道妈妈在哪里，为何需要住院，多久会回家。

如果妈妈因病情而无法做到这些，可以让孩子挑一样妈妈的物品放在身边，用纸笔给妈妈画画，或者与孩子一起用手机录下给妈妈说的话。告诉孩子妈妈生病累了在睡觉，等她醒了给她等等。

36 妈妈太焦虑了，老怕自己得病，整日看着孩子，在家也要孩子戴口罩说话，一会儿就让孩子洗手，孩子会得强迫症吗？

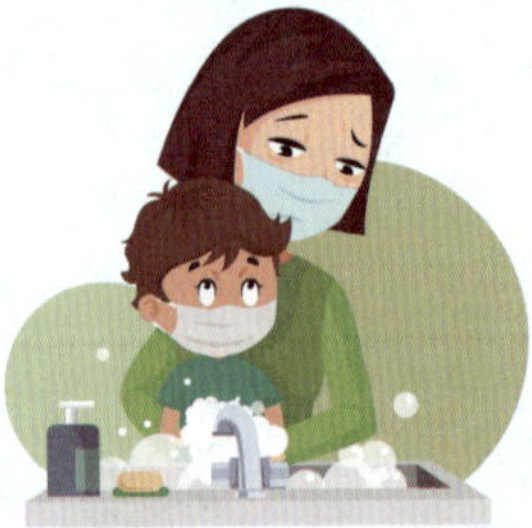

妈妈目前这样的谨慎和小心一般不至于立即造成孩子得强迫症，但母亲的过度紧张可能会使孩子过度焦虑和担忧的风险增加，长期这样可能会导致孩子出现长时间过度、不必要且控制不住的反复洗手，或其他反复检查等强迫症状，影响学习效率与人际交流。

适度的紧张和清洁有助于预防病毒的传播和感染，而过度的担忧、防护以及清洁则可能徒增紧张和恐慌氛围，从而产生焦虑、紧张等不良情绪，生活质量受损，严重的可能影响正常休息，改变机体功能，使抵抗力下降，反而使感染病毒的风险增加。所以，目前爸爸妈妈需要先调节自己的情绪状态，合理科学地应对新型冠状病毒的传播。

37 如果爸爸妈妈出现较多的担忧和恐慌，应该怎样调节？

- 花适当时间关注官方发表的权威疫情动态，学习防护知识。
- 目前可能主要居住在家的时间较多，一家人可以合理地安排休息、学习、工作和娱乐时间，如阅读、学习、游戏、家务等，保持张弛有度，分散注意力，情绪放松。

- 保持健康饮食。
- 与家人和朋友联系，获得心理支持。可以和自己信得过、不容易过度焦虑者多聊聊你的担忧，获得一些有用的建议，调整自己不恰当的想法。

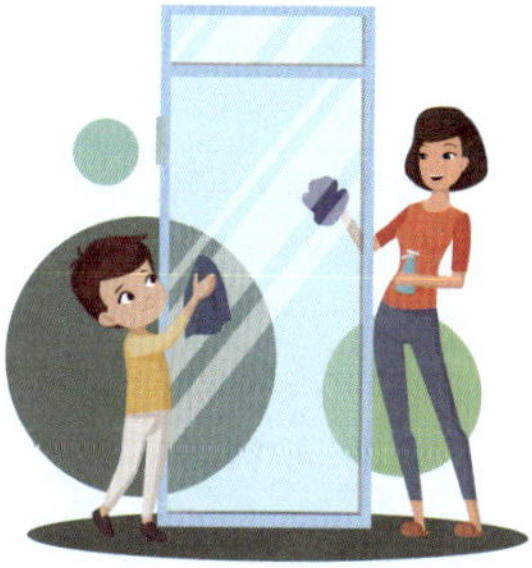

- 可以进行一些放松减压的正念冥想练习，如通过NOW正念APP、睿心灵犀APP等进行练习。也可以尝试做些运动，如瑜伽等调节紧张情绪。
- 如果一到数周后焦虑依然维持，没有减轻，可以求助专业心理机构。

38 孩子很担心生病死了，反复看手机上关于疫情的新闻，也不做作业了，怎样能让他减少担心?

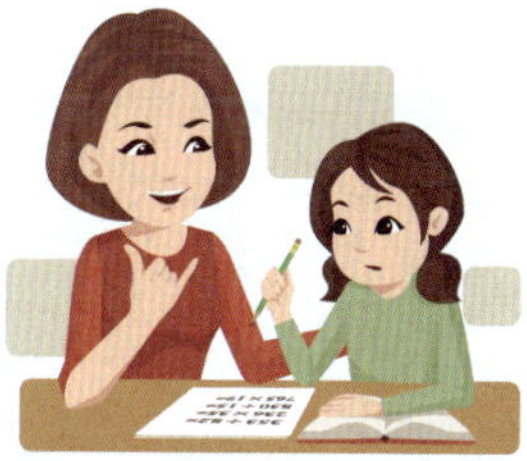

- 先听听孩子对新型冠状病毒流行状况在担忧和害怕什么。可以告诉孩子大多数人这时或多或少都有些害怕和担忧，正因为这些担忧和害怕，所以大家才重视，并且积极地预防和阻止病毒的传播。
- 引导孩子为自己、家人以及他人的健康行动起来，实施预防保护的措施，这样有助于缓解焦虑。父母也可以抓住这个机会，增加孩子学习的动力，

如："现在你好好学习，将来可以为人类对抗病毒做贡献。"可以适度陪伴孩子学习，协助孩子重新把注意力逐渐集中到作业上，并对孩子的这种行为表示赞赏。

- 任何过度担心的背后都是因为有不现实、具有恐吓性的想法。可以帮助孩子挑战、战胜他们脑海中过度担忧的不合理信念。"担心生病死了"，这是过度灾难化的想法。针对此想法，首先可以根据孩子的年龄帮助其科学地理解人类对这个病最新的理解，减少孩子不必要的过度恐慌，例如可以这样说："只要我们按照防范措施做，绝大多数人都不会被感染。现在知道这个病大多数可以医治好。"
- 可以采取一些行动帮助孩子积极对抗过度担忧。首先阻断焦虑源。合理控制家庭成员关注疫情相关新闻的渠道与时间，尽可能与孩子一起看新闻，了解孩子的想法，与孩子讨论。父母还可以帮助孩子管理和调节担忧、害怕的情绪，全家一起学习并练习减少焦虑的呼吸方法等。

39 孩子本来就有洁癖，疫情发生后加重了，一天加起来洗手都有几个小时了，怎么办？

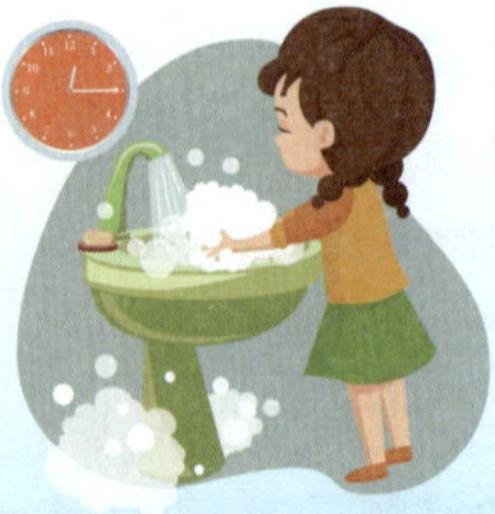

一天控制不住地反复洗手几个小时，要考虑强迫行为的可能性。出现强迫行为说明孩子对疫情的焦虑与恐慌，通过强迫行为缓解焦虑，但因为强迫行为的增

加和失控会打乱孩子的正常生活秩序，增加孩子的负面情绪，所以也给孩子和家长带来很多痛苦。家长不要简单地批评阻止孩子，但是也不要到另一个极端——为了让孩子满意，跟从孩子的强迫性洗手。这两种做法都会加重症状。正确的做法是：

- 先检查家人有无总喜欢叮嘱孩子干这干那、不要碰这碰那的习惯，可以减少这些行为的频次。家庭成员要相互信任、接纳，避免过度要求与教条，以及不放心、不信任孩子。
- 自查自己在疫情下有无过度焦虑的做法与情绪表达，进行调整，给孩子做出好榜样。
- 了解孩子在害怕什么，教育孩子正确的看法，使其认识到过度洗手是有害健康的。
- 与孩子一起计划如何对抗强迫行为。例如当孩子出现过度洗手的信号时，家长叫停，然后提醒孩子停止、远离大脑里要求洗手的指令，最后提醒孩子做此时应该做的事情。
- 及时对孩子的正确行为进行表扬。一遍遍地告诉孩子："我相信你可以做到，我会一直支持你。"
- 最后，我们也可以寻求专业心理支持和调整药物等方式，帮助孩子和家长更好地应对强迫行为。

40 孩子感染并被隔离了，感到害怕怎么办？

因为疾病被隔离，很容易出现不良情绪，如害怕、苦恼、烦躁，甚至不能配合医疗等。但是有时家长常常哭泣，孩子反而很少哭，还去安慰家长说不疼、不害怕。之所以部分人会形成这样的互动模式，是因为家长的焦虑和恐慌过于强烈，而孩子并不懂得如何应对家长的强烈情绪，只好否认和隐藏自己的不适。所以对于家长，建议做到以下几点：

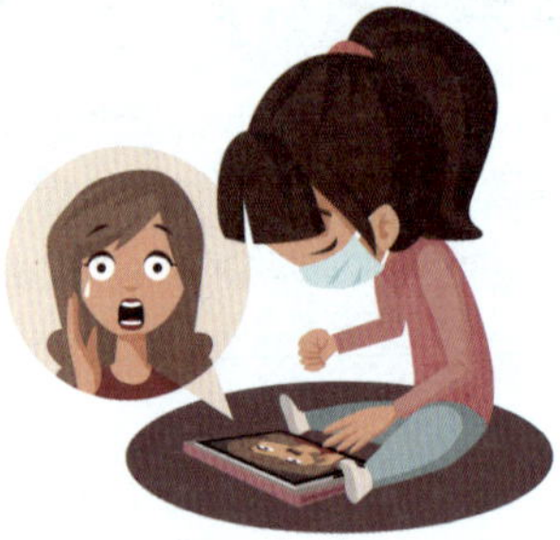

- 识别自己的情绪是否合理及是否过度，阻止自己的过度担心，积极接受这个现实，投身于一件件有利于孩子康复的事情。
- 以孩子理解的方式适度告诉孩子病情。全面隐瞒可能让孩子产生不被信任及被欺瞒的感受，加剧孩子隔离期间的孤独等负面情绪；全面透露会让孩子无所适从，增加孩子的焦虑与恐慌。
- 以适当的方式告诉孩子，这个疾病需要隔离是因为可能传染别人，隔离也有助于自己在一个干净安全的环境里尽快好起来。
- 计划与孩子定时见面的时间，包括视频的运用等。
- 经医护允许，可以给孩子带些熟悉的物品随身陪伴孩子。

（程文红　柯晓燕　袁　茵　钱　英　张　芳）

第五部分 居丧干预

41 居丧干预的作用有哪些？

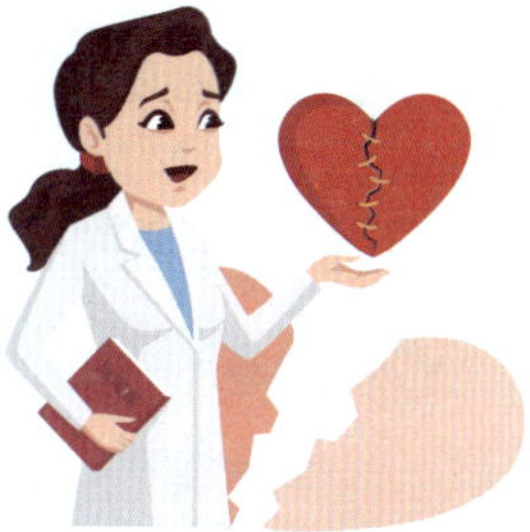

新型冠状病毒肺炎可能会造成人们经历丧失亲人的不幸，哀伤是丧失后的重要过程。

哀伤如同身体创伤，要承受创痛、不能回避，并且有一个逐渐恢复功能的过程。哀伤者的心理社会支持要及时介入。

心理干预者帮助哀伤者面对因创伤事件带来的各种丧失，面对因丧失带来的各种困扰，建立新的关系，发挥机体的代偿能力，使其丧失的功能获得恢复或改善，重新修复内部和社会环境中的自我，帮助哀伤者走出阴霾、步向成长。

42 哀伤反应有哪些表现？

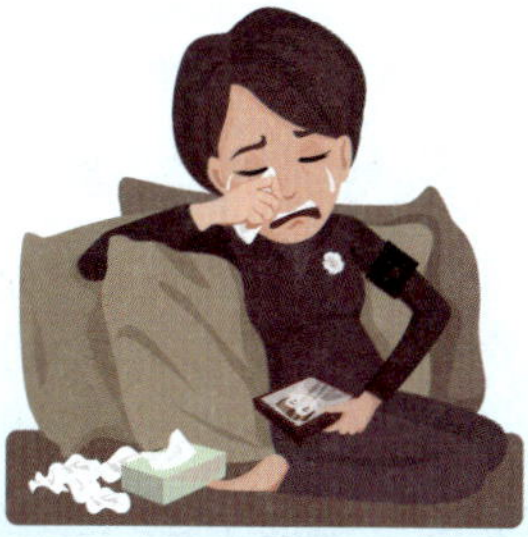

哀伤反应表现为以下4个方面：

- 情感——悲伤、愤怒、愧疚、自责、焦虑、孤独感、无助感、惊吓、否定、解脱、麻木。
- 行为——拒食/过度进食、恍惚、回避、梦魇、叹气、持续的过度活动、哭泣、避开逝者的遗物、接近逝者常去的地方或保持逝者的遗物完整。

- 生理——睡眠障碍、躯体紧张、喉咙发紧、对声音敏感、呼吸急促有窒息感、肌肉软弱无力、缺乏精力。
- 认知——否认事实、困惑、沉迷于对逝者的思念、相信逝者还存在、看事物缺乏真实感。

43 对哀伤者的心理社会支持目标有哪些?

- 帮助他们度过正常的悲哀反应过程。
- 使他们能正视痛苦。
- 帮助他们表达对逝者的感情。
- 帮助他们找到新的生活目标。

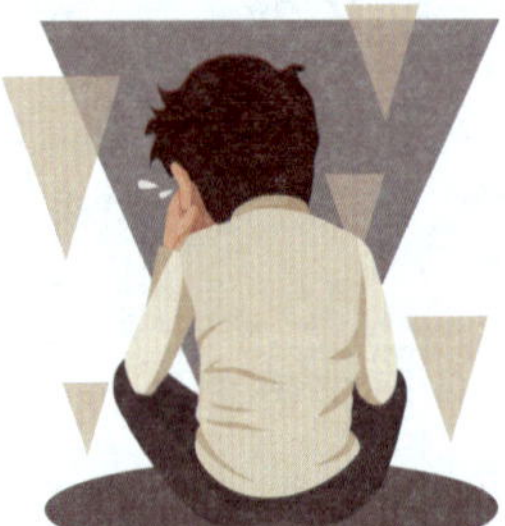

44 哀伤者的心理社会支持操作方法及程序有哪些?

第一阶段：接受丧失的事实。强化哀伤的真实感，引导陈述事件发生时当事人在哪里，当时的情况怎样，如何发生的，是谁告知的，亲友们如何谈论这件事等信息。该阶段会出现否认的表现，如对死亡事实的否定、对丧失意义的否定、选择性遗忘等。

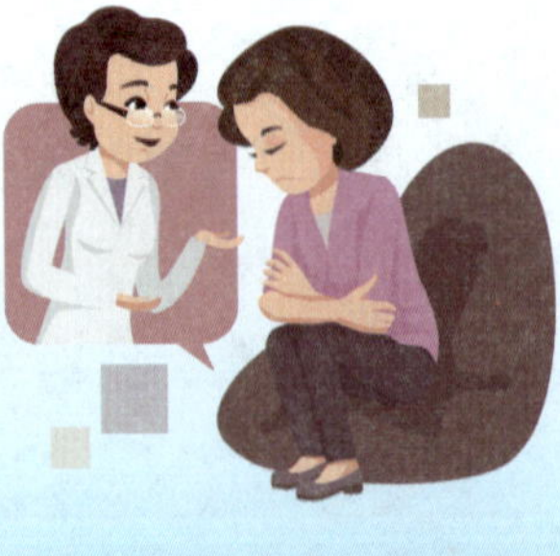

第二阶段：鼓励哀伤者适度地唤起和表达悲伤情绪。使用象征、写信、绘画、角色扮演、认知重建等技术，从鼓励正向的回忆开始，引导悲伤者充分唤起经历哀伤的痛苦，表达悲伤情绪。让丧失者知道丧失后出现悲伤痛苦表现是必然的、正常的。

第三阶段：帮助哀伤者适度地处理依附情结。协助哀伤者处理已表达或潜在的情感。通过角色扮演等技术帮助哀伤者适度地处理丧失的心理体验，确认与逝者之间过去所承担的依附关系已经结束，帮助哀伤者克服丧失后再适应过程中的障碍。

第四阶段：逐渐接受与适应丧失后新的环境。通过哀伤仪式活动，协助哀伤者作最后的道别，支持并鼓励其在现实中继续生活下去，以健康的方式坦然地将情感投注到新的关系里。

45 对哀伤者的心理社会支持有哪些注意事项？

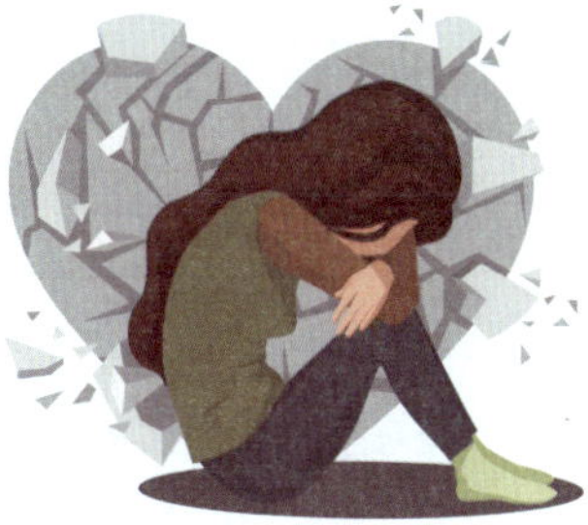

- 对哀伤者进行心理社会支持的人员应具有相应资质，接受过规范、系统的哀伤心理社会支持技术的培训与督导。
- 处理哀伤的时机很重要，过于急切的处理反而会造成伤害，需做风险评估，防止自杀等风险行为。
- 对哀伤者的心理社会支持是一种割断依附关系的渐进过程。哀伤是长期的疼痛，需要时间来疗伤，更需要持续的支持。

- 发现有复杂性哀伤者或合并抑郁、自杀等其他严重精神、躯体疾病者要及时转诊，进行哀伤心理治疗或专科治疗。

（马　弘）

第六部分 助人者的心理支持及热线接听技巧

46 面对失眠，我们应该怎么办？

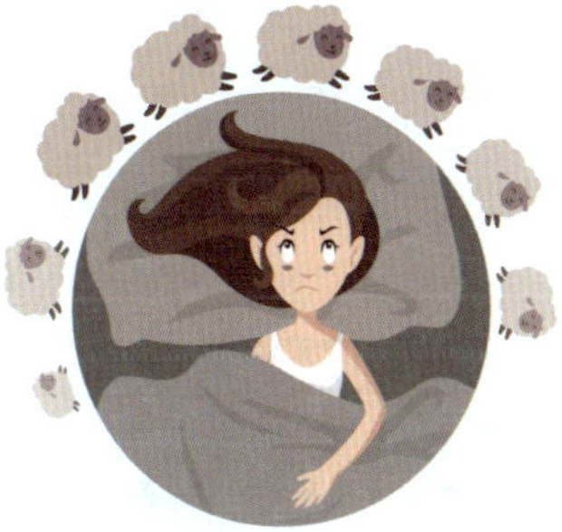

- 不要熬夜，规律作息，准时上床、准时起床（尤其是不管前晚何时入睡）。
- 睡前半小时不要观看电视、手机、书报等，可以听一些助眠的音乐。
- 每天白天适量的运动可以帮助睡眠，但夜间的运动可能会影响睡眠。
- 晚餐不要吃得太饱，不在傍晚以后喝酒、咖啡、茶及抽烟，睡前可以喝杯热牛奶助眠。
- 如果上床30分钟后还是睡不着，就起床，做些单调的事情，等有困意后再上床睡觉。
- 如果经过调整，仍然失眠超过1周，并严重影响到日常工作生活，请咨询专业人员或到专业机构就诊。

47 如何看待心情低落？

- 心情低落会减弱人的精力和体力，还会降低人的自控能力。
- 某些药物会引发心情低落，要引起注意，例如抗

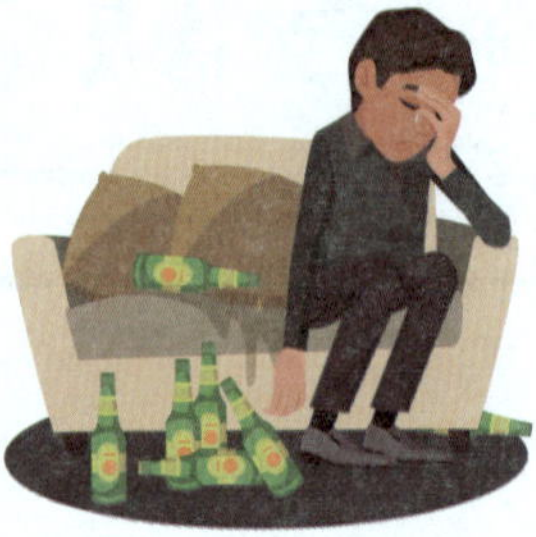

高血压药，口服避孕药、皮质醇激素等。

- 长期过量饮酒会引起心情低落。
- 心情低落时可以自我调适，并且可以恢复正常。
- 心情低落不一定是抑郁，通过合理宣泄（找亲人、朋友倾诉），参加自己喜爱的文体活动，可以减轻和好转。
- 即使心情低落导致抑郁也不可怕，可以在医生帮助下得到有效治疗。

48 助人者如何照料自己?

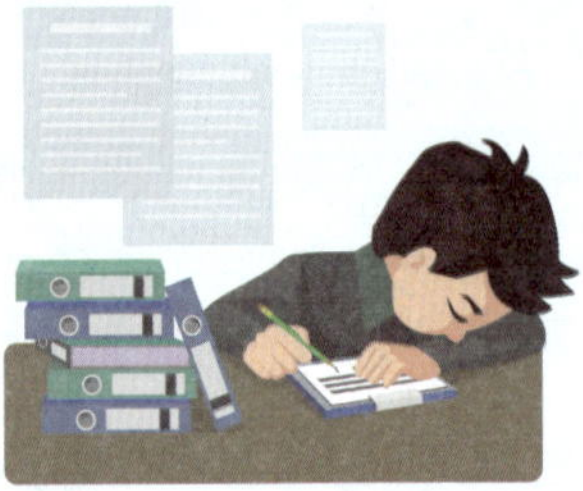

- 尽量保证自己正常的饮食和营养。
- 要挤出时间休息，尽量保证自己有充沛的精力。
- 要注意自己的身体状态及身体发出的报警信号，及时就医。
- 保持自己稳定的情绪，压力大时可以和熟悉的人多聊聊，或者洗个热水澡。
- 时刻告诫自己："你我皆凡人，不能解决所有的问题。"
- 经常和家人、朋友保持联系，遇到困难及时寻求帮助。
- 不要用烟酒来帮助自己减压，因为这会伤害身体。

49 助人者出现哪些情况应及时求助?

- 忙得停不下来。
- 情绪易激惹，有持续的焦虑、抑郁。
- 身体频繁出问题。
- 频繁出错、经常口误、丢三落四，记忆力明显下降。
- 频繁醉酒或超速驾驶。

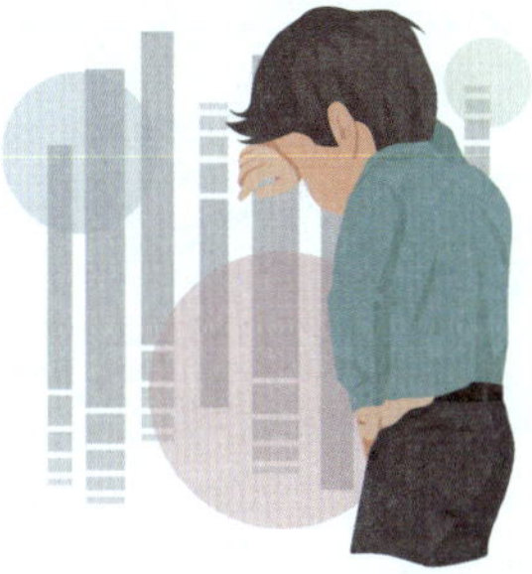

以上情况的出现提示你的身体和心理可能已出现问题，需要停止目前的工作，尽快寻求精神卫生专业人员的帮助。

50 心理支持热线的接听技巧有哪些?

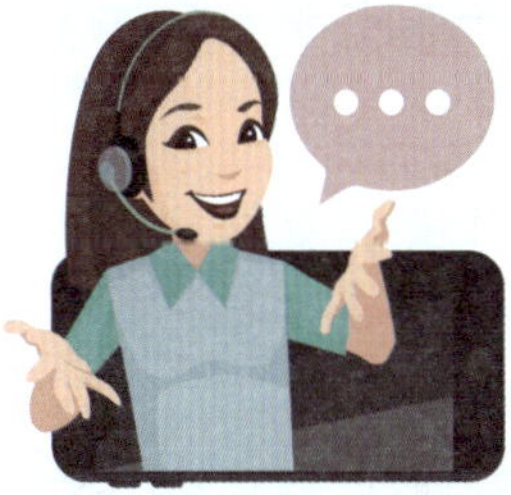

- 学会倾听：在接听热线电话中，倾听传递出对来电者的关心，并且让来电者的情绪得到舒缓。在倾听中了解来电的内容是什么，来电者想要表达的意思是什么。
- 确认感受：让人们陷入危机的常常不是事件本身，而是事件带给来电者的感受。了解来电者内心的具体感受，对接线员是有帮助的。如愤怒的情绪，可能源于自尊心受到伤害，或是挫败感、被辜负等。
- 正常化感受：让来电者明白他所经历的感受是正常的。同时，积极鼓励来电者表达感受，这有助于增加来电者的舒适感。切记：正常化的是感受，而不是行为！

- 认可感受：认可来电者的感受，让来电者明白感受没有“对”和“错”之分，表达感受是没有问题的。
- 内容反馈：接线员重述来电者的话，传递出对来电者所谈内容的理解，也是对内容的澄清和总结。反馈的内容比来电者的话简短，而不是简单地重复。
- 澄清问题：有的来电者语言表达能力有限，表达不清楚或是杂乱，要帮助来电者澄清自己陈述的事情和感受。
- 提问问题：一个好的发问方式可促进有效交流。常用以下方式提问：①开放式提问：引导来电者多谈一些，鼓励来电者继续谈下去。②封闭式提问：需要直接、具体回答，用于澄清事实或评估自杀危险。注意避免使用下面两种提问方式：①引导式提问：谈话中趋向于反映接线员自己的观点，不是将机会给来电者。②多问题提问：来电者常常只能回答一个问题，达不到预期目的。
- 专注于此时此刻：接电时专注于来电者的困惑对今天的影响，这样能够将谈话内容集中于现在所发生的事情上。
- 确定首要问题：来电者往往受多个问题困扰，需要澄清并确认最需要解决的问题是什么。
- 应对沉默：沉默是一种很有用的技巧。有时来电者情绪较激动，接电时可以适当沉默；或是接线员不知如何回答来电者的问题时，可沉默一会儿。但不宜沉默太长时间，令来电者产生不舒服的感觉。

（梁光明　陈冰冰）

附 录

附录 1

关于印发新型冠状病毒感染的肺炎疫情紧急心理危机干预指导原则的通知

肺炎机制发〔2020〕8 号

各省、自治区、直辖市应对新型冠状病毒感染的肺炎疫情联防联控工作机制（领导小组、指挥部）：

为指导各地科学、规范地开展新型冠状病毒感染的肺炎疫情相关心理危机干预工作，现将《新型冠状病毒感染的肺炎疫情紧急心理危机干预指导原则》印发给你们，请各地参照执行。执行中发现的问题请及时反馈国家卫生健康委疾控局。

联系人：国家卫生健康委疾控局 张树彬

联系电话：010-68792352

应对新型冠状病毒感染的肺炎疫情
联防联控工作机制
（代章）
2020 年 1 月 26 日

（信息公开形式：主动公开）

新型冠状病毒感染的肺炎疫情紧急心理危机干预指导原则

本指导原则应当在经过培训的精神卫生专业人员指导下进行实施。

一、组织领导

心理危机干预工作由各省、自治区、直辖市应对新型冠状病毒感染的肺炎疫情联防联控工作机制（领导小组、指挥部）统一领导，并提供必要的组织和经费保障。

由全国精神卫生、心理健康相关协会、学会发动具有灾后心理危机干预经验的专家，组建心理救援专家组提供技术指导，在卫生健康行政部门统一协调下，有序开展紧急心理危机干预和心理疏导工作。

二、基本原则

（一）将心理危机干预纳入疫情防控整体部署，以减轻疫情所致的心理伤害、促进社会稳定为前提，根据疫情防控工作的推进情况，及时调整心理危机干预工作重点。

（二）针对不同人群实施分类干预，严格保护受助者的个人隐私。实施帮助者和受助者均应当注意避免再次创伤。

三、制定干预方案

（一）目的。

1．为受影响人群提供心理健康服务；

2．为有需要的人群提供心理危机干预；

3．积极预防、减缓和尽量控制疫情的心理社会影响；

4．继续做好严重精神障碍管理治疗工作。

（二）工作内容。

1．了解受疫情影响的各类人群的心理健康状况，根据所掌握的信息，及时识别高危人群，避免极端事件的发生，如自杀、冲动行为等。发现可能出现的群体心理危机苗头，及时向疫情联防联控工作机制（领导小组、指挥部）报告，并提供建议的解决方案。

2．综合应用各类心理危机干预技术，并与宣传教育相结合，提供心理健康服务。

3．培训和支持社会组织开展心理健康服务。

4．做好居家严重精神障碍患者的管理、治疗和社区照护工作。

（三）确定目标人群和数量。新型冠状病毒感染的肺炎疫情影响人群分为四级。干预重点应当从第一级人群开始，逐步扩展。一般性宣传教育要覆盖到四级人群。

第一级人群：新型冠状病毒感染的肺炎确诊患者（住院治疗的重症及以上患者）、疫情防控一线医护人员、疾控人员和管理人员等。

第二级人群：居家隔离的轻症患者（密切接触者、疑似患者），到医院就诊的发热患者。

第三级人群：与第一级、第二级人群有关的人，如家属、同事、朋友，参加疫情应对的后方救援者，如现场指挥、组织管理人员、志愿者等。

第四级人群：受疫情防控措施影响的疫区相关人群、易感人群、普通公众。

（四）目标人群评估、制定分类干预计划。评估目标人群的心理健康状况，及时识别区分高危人群、普通人群；对高危人群开展心理危机干预，对普通人群开展心理健康教育。

（五）制定工作时间表。根据目标人群范围、数量以及心理危机干预人员数，安排工作，制定工作时间表。

四、组建队伍

（一）心理救援医疗队。可单独组队或者与综合医疗队混合编队。人员以精神科医生为主，可有临床心理工作人员和精神科护士参加。有心理危机干预经验的人员优先入选。单独组队时，配队长1名，指派1名联络员，负责团队后勤保障和与各方面联系。

（二）心理援助热线队伍。以接受过心理热线培训的心理健康工作者和有突发公共事件心理危机干预经验的志愿者为主。在上岗之前，应当接受新型冠状病毒感染的肺炎疫情应对心理援助培训，并组织专家对热线人员提供督导。

五、工作方式

（一）由精神卫生、心理健康专家及时结合疫情发展和人群心理状况进行研判，为疫情联防联控工作机制（领导小组、指挥部）提供决策建议和咨询，为实施心理危机干预的工作人员提供专业培训与督导，为公众提供心理健康宣传教育。

（二）充分发挥“健康中国”、“12320”、省级健康平台、现有心理危机干预热线和多种线上通讯手段的作用，统筹组织心理工作者轮值，提供7×24小时在线服务，及时为第三级、第四级人群提供实时心理支持，并对第一、二级人群提供补充的心理援助服务。

（三）广泛动员社会力量，根据受疫情影响的各类人群的需求和实际困难提供社会支持。

附件：针对不同人群的心理危机干预要点

附件

针对不同人群的心理危机干预要点

一、确诊患者

（一）隔离治疗初期。

心态：麻木、否认、愤怒、恐惧、焦虑、抑郁、失望、抱怨、失眠或攻击等。

干预措施：

1. 理解患者出现的情绪反应属于正常的应激反应，做到事先有所准备，不被患者的攻击和悲伤行为所激怒而失去医生的立场，如与患者争吵或过度卷入等。

2. 在理解患者的前提下，除药物治疗外应当给予心理危机干预，如及时评估自杀、自伤、攻击风险，正面心理支持，不与患者正面冲突等。必要时请精神科会诊。解释隔离治疗的重要性和必要性，鼓励患者树立积极恢复的信心。

3. 强调隔离手段不仅是为了更好地观察治疗患者，同时是保护亲人和社会安全的方式。解释目前治疗的要点和干预的有效性。

原则：支持、安慰为主。宽容对待患者，稳定患者情绪，及早评估自杀、自伤、攻击风险。

（二）隔离治疗期。

心态：除上述可能出现的心态以外，还可能出现孤独，或因对疾病的恐惧而不配合、放弃治疗，或对治疗过度乐观和期望值过高等。

干预措施：

1. 根据患者能接受的程度，客观如实交代病情和外界疫情，使患者做到心中有数；

2．协助与外界亲人沟通，转达信息；

3．积极鼓励患者配合治疗的所有行为；

4．尽量使环境适宜患者的治疗；

5．必要时请精神科会诊。

原则：积极沟通信息，必要时精神科会诊。

（三）发生呼吸窘迫、极度不安、表达困难的患者。

心态：濒死感、恐慌、绝望等。

干预措施：镇定、安抚的同时，加强原发病的治疗，减轻症状。

原则：安抚、镇静，注意情感交流，增强治疗信心。

（四）居家隔离的轻症患者，到医院就诊的发热患者。

心态：恐慌、不安、孤独、无助、压抑、抑郁、悲观、愤怒、紧张，被他人疏远躲避的压力、委屈、羞耻感或不重视疾病等。

干预措施：

1．协助服务对象了解真实可靠的信息与知识，取信科学和医学权威资料；

2．鼓励积极配合治疗和隔离措施，健康饮食和作息，多进行读书、听音乐、利用现代通讯手段沟通及其他日常活动；

3．接纳隔离处境，了解自己的反应，寻找逆境中的积极意义；

4．寻求应对压力的社会支持，利用现代通讯手段联络亲朋好友、同事等，倾诉感受，保持与社会的沟通，获得支持鼓励；

5．鼓励使用心理援助热线或在线心理干预等。

原则：健康宣教，鼓励配合、顺应变化。

二、疑似患者

心态：侥幸心理、躲避治疗、怕被歧视，或焦躁、过度求治、频繁转院等。

干预措施：

1．政策宣教、密切观察、及早求治；

2．为人为己采用必要的保护措施；

3．服从大局安排，按照规定报告个人情况；

4．使用减压行为、减少应激。

原则：及时宣教、正确防护、服从大局、减少压力。

三、医护及相关人员

心态：过度疲劳和紧张，甚至耗竭，焦虑不安、失眠、抑郁、悲伤、委屈、无助、压抑、面对患者死亡挫败或自责。担心被感染、担心家人、害怕家人担心自己。过度亢奋，拒绝合理的休息，不能很好地保证自己的健康等。

干预措施：

1．参与救援前进行心理危机干预培训，了解应激反应，学习应对应激、调控情绪的方法。进行预防性晤谈，公开讨论内心感受；支持和安慰；资源动员；帮助当事人在心理上对应激有所准备。

2．消除一线医务工作者的后顾之忧，安排专人进行后勤保障，隔离区工作人员尽量每月轮换一次。

3．合理排班，安排适宜的放松和休息，保证充分的睡眠和饮食。尽量安排定点医院一线人员在医院附近住宿。

4．在可能的情况下尽量保持与家人和外界联络、交流。

5．如出现失眠、情绪低落、焦虑时，可寻求专业的心理危机干预或心理健康服务，可拨打心理援助热线或进行线上心理服务，有条件的地区可进行面对面心理危机干预。持续2周不缓解且影响工作者，需由精神科进行评估诊治。

6．如已发生应激症状，应当及时调整工作岗位，寻求专业人员帮助。

原则：定时轮岗，自我调节，有问题寻求帮助。

四、与患者密切接触者（家属、同事、朋友等）

心态：躲避、不安、等待期的焦虑，或盲目勇敢、拒绝防护和居家观察等。

干预措施：

1．政策宣教，鼓励面对现实、配合居家观察；

2．正确的信息传播和交流，释放紧张情绪。

原则：宣教、安慰、鼓励借助网络交流。

五、不愿公开就医的人群

心态：怕被误诊和隔离、缺乏认识、回避、忽视、焦躁等。

干预措施：

1．知识宣教，消除恐惧；

2．及早就诊，利于他人；

3．抛除耻感，科学防护；

原则：解释劝导，不批评，支持就医行为。

六、易感人群及大众

心态：恐慌、不敢出门、盲目消毒、失望、恐惧、易怒、攻击行为和过于乐观、放弃等。

干预措施：

1．正确提供信息及有关进一步服务的信息；

2．交流、适应性行为的指导；

3．不歧视患病、疑病人群；

4．提醒注意不健康的应对方式（如饮酒、吸烟等）；

5．自我识别症状。

原则：健康宣教，指导积极应对，消除恐惧，科学防范。

抄送：各省、自治区、直辖市人民政府，新疆生产建设兵团，各省、自治区、直辖市及新疆生产建设兵团卫生健康委，机制成员单位，委机关各司局。	
国家卫生健康委办公厅	2020 年 1 月 26 日印发

校对：严俊

附录 2

《新型冠状病毒感染的肺炎疫情紧急心理危机干预指导原则》的要点解读

2020 年 1 月 26 日，国家应对新型冠状病毒感染的肺炎疫情联防联控工作机制印发《新型冠状病毒感染的肺炎疫情紧急心理危机干预指导原则》（以下简称《指导原则》）。为帮助各地准确理解和规范实施心理危机干预工作，现解读如下。

一、为什么制定《指导原则》

我国发生新型冠状病毒肺炎疫情后，各地人民群众受到疫情影响，一部分人出现心理行为问题。例如，发热门诊的患者和住院隔离患者感到焦虑、恐惧、孤独等，一线医务工作者压力过大、疲劳紧张甚至耗竭崩溃，普通民众出现不同程度的不安或担心害怕等。当前形势下，急需出台规范性文件，指导各地针对不同人群的心理健康状况提供适宜的心理健康宣教和危机干预服务，以帮助公众科学对待疫情，减轻疫情对大众心理的干扰及可能造成的心理伤害，促进社会和谐稳定。

二、如何开展紧急心理危机干预

文件明确各级政府应将心理危机干预纳入疫情防控整体部署，并根据疫情防控工作的推进情况，及时调整心理危机干预工作重点，针对不同人群实施分类干预。

1．实时研判。掌握受疫情影响的各类人群的心理健康动态变化，及时识别高危人群，避免极端事件、群体心理危机事件的发生。

2．分类干预。根据受疫情影响的程度，将目标人群分为四级。将第一级人群（住院治疗的重症及以上患者、疫情防控一线的医护、疾控和管理人员等）作为心理危机干预的重点，逐级扩展到为居家隔离者、家属、普通民众等第二、三、四级人群分别提供心理危机干预、心理疏导和心理健康宣教等服务。针对不同人群提出心理危机干预要点。强调在疫情防控期间落实严重精神障碍患者监护人，保障患者管理和药物治疗。

3．有序服务。文件明确提出，在经过培训的精神卫生专业人员的指导下，在各级卫生健康行政部门的统一协调下，有序开展紧急心理危机干预和心理疏导工作。

三、如何组织心理危机干预

《指导原则》明确要求，心理危机干预工作由各省、自治区、直辖市应对新型冠状病毒感染的肺炎疫情联防联控工作机制（领导小组、指挥部）统一领导，提供必要的组织和经费保障。

组建心理救援专家组，为疫情联防联控工作机制（领导小组、指挥部）提供决策建议和咨询，为实施心理危机干预的工作人员提供专业培训与督导，为公众提供心理健康宣传教育。

组建心理救援医疗队，为重点人群、高危人群提供多种形式的专业心理危机干预服务。

组建心理援助热线队伍，充分发挥现有心理援助热线和多种线上通讯手段的作用，提供在线心理支持、心理援助服务。

广泛动员社会力量，根据受疫情影响的各类人群的需求和实际困难提供社会支持。

四、组织实施

各地精神卫生和心理健康服务资源不同，但都要重视心理危机干预工作，可根据各地已有的资源开展心理危机干预工作。急需心理危机干预但服务资源不足的地区，可利用网络平台或申请协调其他省份心理救援医疗队支援。

附录 3

一图读懂《新型冠状病毒感染的肺炎疫情紧急心理危机干预指导原则》

应对新型冠状病毒感染的肺炎疫情联防联控工作机制
2020 年 1 月印发

为何制定？

- 疫情可能导致患者恐惧、公众焦虑、医务人员耗竭等心理应激
- 对紧急心理危机干预工作加以规范和指导
- 减轻疫情对大众心理的干扰和可能造成的心理伤害，促进社会稳定

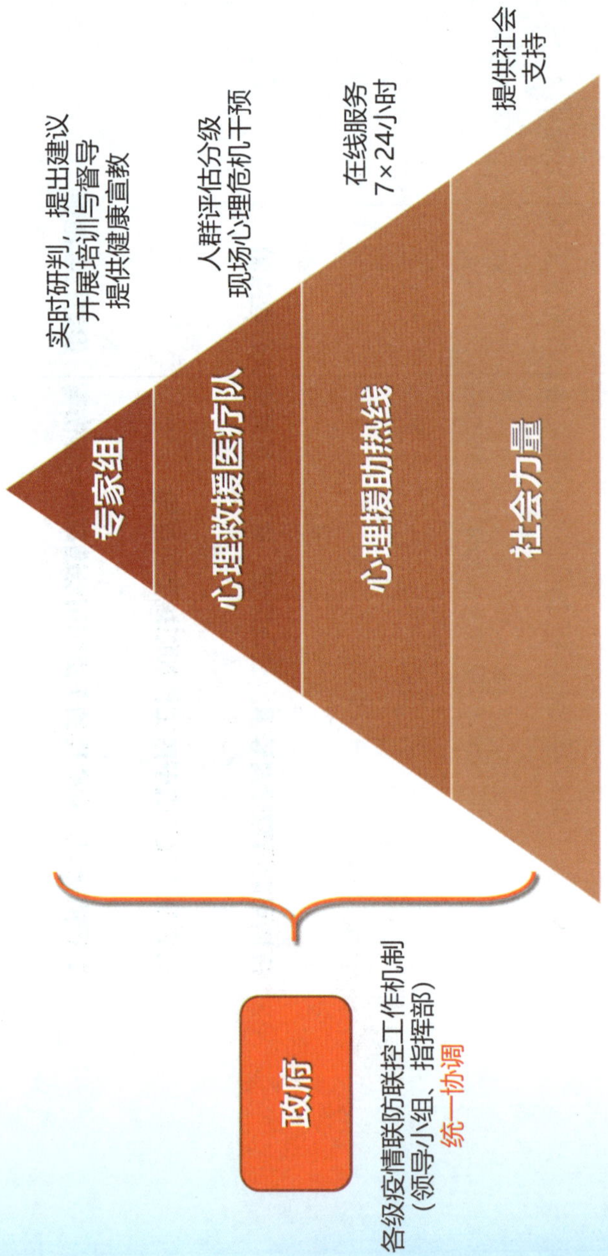
专家组
实时研判，提出建议
开展培训与督导
提供健康宣教
心理救援医疗队
人群评估分级
现场心理危机干预
心理援助热线
在线服务
7×24小时
社会力量
提供社会
支持
政府
各级疫情联防联控工作机制
（领导小组、指挥部）
统一协调

如何开展？

实时研判

- 掌握心理健康动态变化
- 及时识别高危人群，避免群体危机事件

分类干预

- 对目标人群进行分类
- 采取有针对性的干预方式

有序服务

- 政府领导
- 专家指导
- 协同有序

确定目标人群

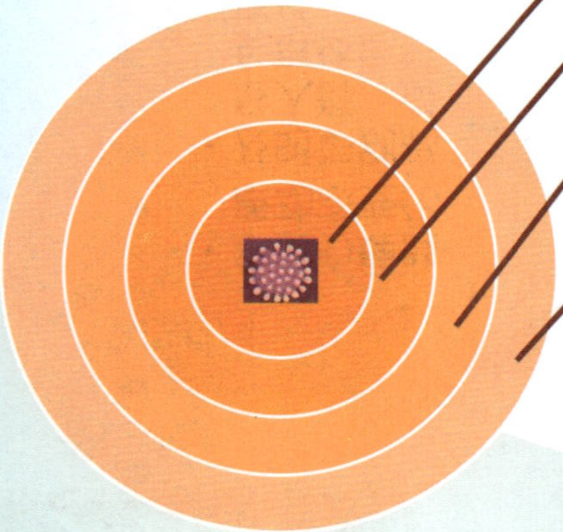

一级 住院的重症患者、一线医护人员、疾控人员和管理人员

二级 居家隔离的轻症患者（密切接触者、疑似患者）、就诊的发热患者

三级 一、二级人员的亲属、朋友、同事等，参加疫情应对的后方救援者

四级 受疫情防控措施影响的疫区相关人群、易感人群、普通公众

分级干预

一级人群

住院的重症患者

心态　麻木、否认、愤怒、恐惧、焦虑、抑郁、失望、抱怨、孤独、失眠、攻击等

干预要点

- 进行伤害相关（自杀、伤人）的风险评估
- 支持倾听，安抚情绪
- 提供疾病相关知识和治疗信息，鼓励配合治疗
- 关注情绪状态，必要时进行精神科会诊

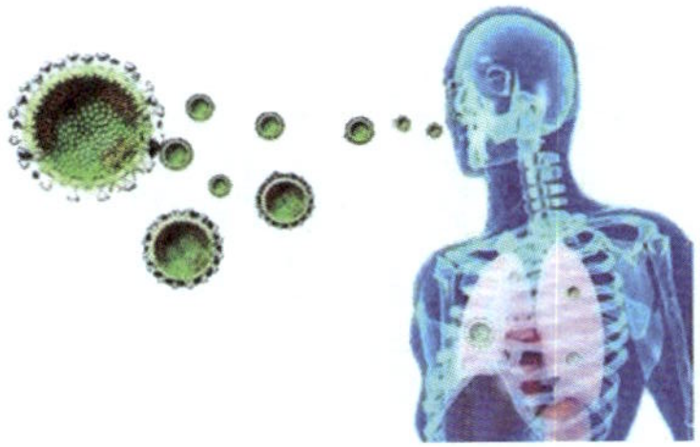

服务提供　精神科医生、心理健康工作人员

分级干预

一级人群

一线医务人员和疾控人员

心态 耗竭，担忧、焦虑、抑郁、悲伤、委屈、无助、压抑、自责、过度亢奋、失眠，拒绝合理的休息，不能很好地保证自己的健康等

干预要点

- 教授减压技术，帮助疏解不良情绪
- 提醒劳逸结合，保证饮食和休息
- 鼓励寻求社会支持，多与家人、朋友、同事交流和倾诉
- 建议发现情绪状态异常要寻求专业帮助

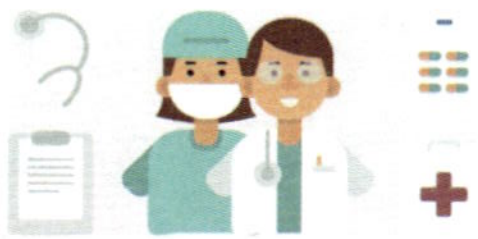

服务提供 精神科医生、临床心理工作人员、热线

分级干预

二级人群

心态 恐慌、不安、孤独、无助、压抑、抑郁、悲观、愤怒、紧张，被他人疏远躲避的压力、委屈、羞耻感、躲避、侥幸心理等

干预要点

- 提供有关疾病和相关服务的信息，教授科学防范技能
- 鼓励健康生活方式（多锻炼，注意饮食和休息）
- 开展健康宣教，减轻恐惧、压抑等不良情绪
- 建议寻求社会支持，借助热线、在线咨询平台等帮助自己舒缓情绪

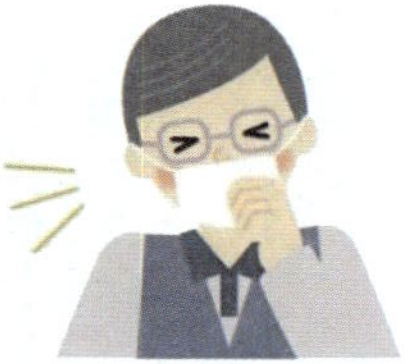

服务提供 精神科医生、心理健康工作人员、社区医生、热线、线上咨询平台

分级干预

三、四级人群

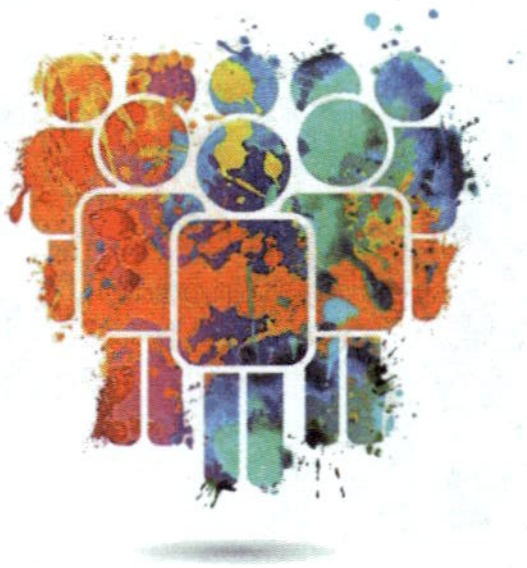

心态 恐慌、不敢出门、盲目消毒、失望、恐惧、易怒等

干预要点
- 开展健康宣教，提供有关疾病防护的科学知识
- 引导积极应对，鼓励适应性行为
- 教授识别不良情绪和自我调适方法
- 消除恐惧，不歧视患者、疑似病例

服务提供 心理援助热线、心理健康工作人员、社会组织、媒体、线上咨询平台